健康脱口秀

主编　王　彤　孙向彤

上海科学技术出版社

图书在版编目（CIP）数据

健康脱口秀 / 王彤，孙向彤主编. -- 上海 ：上海
科学技术出版社，2022.9
ISBN 978-7-5478-5819-6

Ⅰ. ①健… Ⅱ. ①王… ②孙… Ⅲ. ①保健－基本知
识 Ⅳ. ①R161

中国版本图书馆CIP数据核字(2022)第154796号

健康脱口秀

主编　王 彤　孙向彤

上海世纪出版（集团）有限公司
上 海 科 学 技 术 出 版 社　　出版、发行
（上海市闵行区号景路159弄A座9F–10F）
邮政编码201101　www.sstp.cn
上海中华商务联合印刷有限公司印刷
开本787×1092　1/16　印张10.75
字数150千字
2022年9月第1版　2022年9月第1次印刷
ISBN 978–7–5478–5819–6/R·2574

定价：58.00元

本书如有缺页、错装或坏损等严重质量问题，请向印刷厂联系调换

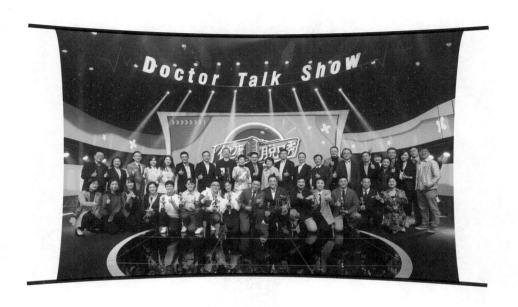

主　编

王　彤　　孙向彤

副主编

唐文娟　　姚赟勤　　周　荃　　崔元起

编　撰
（按姓氏笔画排序）

王子强　　王驭恺　　王阳赟　　王剑虹　　孔令璁　　邓　丹　　朱　茱

朱珍妮　　刘　璟　　闫恺潇　　孙奕波　　李　洁　　李志玲　　邹鲁佳

汪正园　　陆　晨　　陈佳杰　　陈轶洪　　金　金　　周　杰　　周　祺

柳怡章　　姚　乐　　秦嘉若　　袁　媛　　倪佳颖　　曹　鹏　　屠丽萍

舒秦蒙　　戴恒玮

策　划
（按姓氏笔画排序）

宋琼芳　　陆唯怡　　武晓宇　　洪　维　　顾学文　　黄智勇

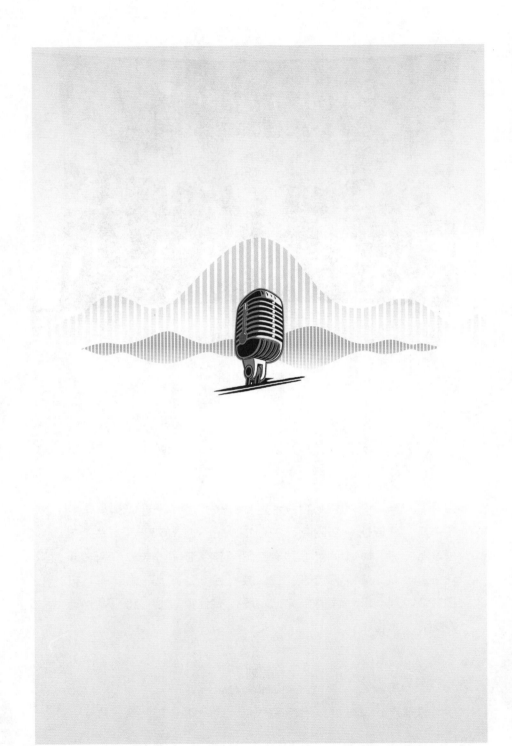

序 一

"没讲过脱口秀的医生，他的科普生涯是不完整的！"近年来，年轻态、喜剧向的健康科普脱口秀在上海蓬勃发展，遍地开花，"破圈出位"，势头强劲，并辐射至全国，乃至海外。这对我们医务工作者而言，是启示，更是机遇。

去年底，上海推出国内首档大型健康科普电视脱口秀节目《健康脱口秀》，一场接一场有态度、有温度、干货满满的健康科普脱口秀，迅速引发强烈的社会反响，广大网友纷纷热赞，众多金句频频出圈，全网观摩人次超过 10 亿，一举成为现象级作品，刷新无数人的感观与认知。把精彩生动的节目内容，以及嘉宾、网友的互动留言汇编成一本图文并茂、时尚酷炫的脱口秀书籍，很有意义！

健康科普，至关重要。作为一名医生，我深有感触，哪怕我们夜以继日，看成千上万的病人，做成千上万的手术，也无法满足所有病人的医疗需求，因为个人的精力和时间是有限的。而预防是更加根本、经济、有效的健康策略，如何让更多人不生病、少生病、晚生病，即使生病后也能尽量减少并发症，尽可能改善预后，是我们每一个医生的所思所想，也是健康中国战略的主旨所在。我认为，医生的职业舞台不应限制于诊室、病房和手术台，传递健康信息也是每一个医生的职责所在。做好健康科普，既是医者责任，也是时代命题。

然而，如何把复杂、深奥、专业的医学知识转化为通俗易懂的科普内容，让老百姓听得懂、学得会、记得住，并不是一件简单的事。我们需要在自身医学专业背景的基础上，进行大量的科学普及工作，创新思考、积极尝试，通过语言的"翻译"和内容的"转化"，才能深入浅出、寓教于乐，让健康科普的形式更生动、表达更有趣、传播更广泛，使"健康中国行动""健康上海行动"更接地气，最终让老百姓获益。

在移动互联网时代，脱口秀似乎已经找到一种"无障碍沟通"的良好方式，与时俱进、平易近人，聚焦公众感兴趣的话题，依托网络可视化的表演，让大家在轻松愉悦的氛围下，潜移默化地接受核心信息与理念。我希望未来能有更多医务人员投身健康脱口秀的舞台，以科学的姿势吐槽，用健康的金句辟谣，探索科普新模式，绽放健康新时尚，帮助市民养成健康生活方式，更好地展现上海这座城市的海派情怀与城市品格。同时，我也希望有更多市民关注、支持、喜爱健康脱口秀，让我们在笑声中走出"健康误区"，在欢乐中掌握"健康密码"，共同拥抱高品质健康生活！

葛均波

中国科学院院士

复旦大学附属中山医院心内科主任、教授、博士生导师

上海市心血管病研究所所长

2022 年 7 月

序 二

为创新者作序，与有荣焉！

随着 5G 全媒体时代的到来，媒体与传播领域发生大变革，每个人获得信息、学习知识、掌握技能、接受理念、形成观念并做出各自选择的过程在发生巨大变化，健康促进、医学普及等关于健康的一切传播也面临新的挑战。在大健康传播领域，我们已经看到，一些曾经最显权威的"居高说教""宏大叙事""正襟危坐"等传播范式、讲述风格、呈现方式的节目与作品，正在失去受众的兴趣与关注。

正所谓"传播力决定影响力，话语权决定主动权"。今天的健康传播，更强调"贴近性决定有效性，匹配度决定忠诚度"。根据"坚持以人民为中心"的原则，健康传播就是要讲人民关心的事、在意的事、困惑的事和提醒大家应该高度重视的事，而这样的对话与交流又必须在人民群众常常聚集的平台上、喜闻乐见的形式里。在舆情瞬息万变、内容丰富多彩、传播百花齐放、强手百舸争流的全球传播里、全国竞争中，非常难得的是，上海医学界与传媒界联手打造的健康科普脱口秀节目《健康脱口秀》应运而生、脱颖而出、强势引领，再次引起关注、赢得赞许！

为创新者作序，充满感恩！

创新的实现，总是来自支持创新的氛围与环境、开放和智慧的合作伙伴。十年前，我们曾经希望把百十余个摄像头设置在大医院里，自动记录医患共处的日日夜夜，在无编剧、无剧本的前提下，用真人、真事、真说来讲述并呈现中国的医患故事。也许是当时理念上有点"超前"、法务与伦理方面要求细致、形式与过程的突破与创新"过多"，我们主创团队的动议在多个城市和地方都遭遇婉拒。而在那个时候，上海市卫生健康委员会、复旦大学附属妇产科医院和上海市第六人民医院的领导和专家们相继拥抱了创新、接纳了我们，让现象级的观察式创新纪录片《来吧孩子》《急诊室故事》和《忘不了餐厅》在上海相继问世，卫视与网络齐播出，线上与线下全互动，让这些非常创新的节目与全国观众朋友紧密相连。作为系列片的总策划之一，我和团队的同仁们笃定地相信，上海是健康传播创新者的福地、宝地，更是健康传播创新作品的高地和聚集之地！

2021年12月，《健康脱口秀》来了，在线下上海、在线上全国，在电视屏幕上、在移动多屏中，一场场有态度、有温度、干货满满的健康科普脱口秀，用诙谐、自然、亲切的方式，向广大市民传播健康理念、鼓励健康生活方式。参与者、观看者超过10亿人次，点赞、转发遍及全国，相关传播更是惠及神州大地！这得益于上海市卫生健康委员会、上海市健康促进委员会办公室、上海教育电视台的创新联手，也是上海市体育局、健康云、哔哩哔哩、腾讯视频、凤凰网、笑果文化等的创新加持。各方一道，创新始成。

为创新者作序，挑战巨大！

要让序言的文字配得上他们的"开创"与"常新"，其实不易。脱口秀，看似简单，其实很不易。一人在台上，脚本要经过团队反复打磨很久；看讲者很潇洒，其实要经过多年历练与积累！而以"健康"为主题的系列"脱口秀"，更要以严谨的科学为基，用轻松的节奏、生动的语言、有趣的故事，使大家如临其境、如在事中，"沉浸"之后，带着开心快乐包裹着的满满收获离开。要知道，在传播里，知识常常排斥轻松，快乐与严谨同框又常常会让人感到"违和"，要想把这些问题统统解决，需要太多的集思广益和团队努力。我们常常看到的是精彩结果，却不知过程里，创新者定力十足、耐力十足、毅力十足的勤奋努力！

说挑战巨大，也在于互联网时代的喧嚣、喧哗、纷纭……但是在创新者强大的动员和传播能力面前，这些都不是问题，《健康脱口秀》做到了！让医务工作者在繁忙的工作之余加入其中并全力以赴，知识点精讲，还金句频出、妙趣横生，已经不易；让奥运会金牌获得者、健身"Up主"、健康"大V"、复旦大学吴凡和张文宏教授、著名媒体人曹可凡、脱口秀演员李诞等重量级嘉宾加入，更加不易！电视首播、网络传播、短视频绚烂、众平台热播……这些更是不易。为迎接并战胜挑战的创新者作序，除了点赞他们的不易成果，也希望有更多机会推广他们的经验，让更多人学习他们的精神。

希望所有的健康传播者都能够在 5G 全媒体和元宇宙的时代里，保持"开创"的精神，让健康促进的思想、理念、实践和成果"常新"！有了创新，人民才会在健康的知识、情感、故事中沉浸，知识变常识、事实变共识、健康成习惯！

祝贺《健康脱口秀》，祝贺与之相关的所有同仁！

董关鹏

中国公共关系协会副会长
中国传媒大学教授、博士生导师
国家公共关系与战略传播研究院院长
2022 年 7 月

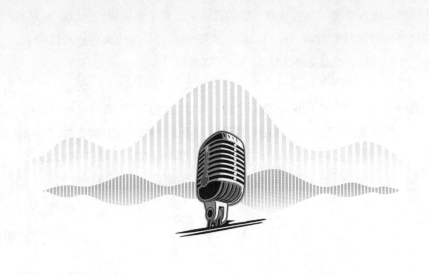

前　言

继《人间世》《急诊室故事》等具有全国影响力的现象级作品之后，上海又推出国内首档大型健康科普电视脱口秀节目《健康脱口秀》，这是医学传播与健康科普的再度创新突破，也是提升城市软实力的一大举措。

自 2021 年 12 月开播以来，一场场有态度、有温度、干货满满的健康科普脱口秀，向广大观众潜移默化地传递健康生活方式，常态化疫情防控下持续加强个人防护，在健康中国战略下进一步提升上海市民的健康获得感，全网曝光人次超过 10 亿。活动由上海市卫生健康委员会、上海市健康促进委员会办公室、上海教育电视台主办，上海市体育局、健康云、哔哩哔哩、腾讯视频、凤凰网等作为联合主办单位，笑果文化特别支持。

从数万名医务人员中遴选出来的 25 位专业强、颜值高、有腔调的沪上新生代医学科普明星，可谓"千里挑一"，平均年龄 35 岁，其中博士 13 人、硕士 6 人。他们用非常出彩的演绎为所有人带来时尚酷炫、科学专业、有趣好玩的精彩科普大餐。在沉浸式的脱口秀舞台，以科学的姿势吐槽，用健康的金句辟谣，探索科普新模式，绽放健康新时尚，在欢声笑语间帮助广大市民养成健康生活方式，进一步展现上海这座城市的海派情怀与城市品格。

25 位选手围绕"运动健康、饮食健康、职场健康、公共卫生"等主题，精准捕捉群众关心的痒点、痛点，"金句"与"爆梗"可谓包罗"健康万象"。话题覆盖人群从还未落地的宝宝到热衷花式养生的老人，职业从朝气蓬勃的莘莘学子到职场发展的白领人才，知识点从生理健康到心理状态，全方位渗透、立体化结合，让所有人在语笑喧阗中收获健康知识。25 位"健康脱口秀达人"，都是生活和工作中的"有心人"。正因为他们认真做健康科普的态度，让这些"健康金句"更加熠熠生辉，让人们在欢笑中掌握"健康密码"，让健康知识真正入耳、入脑、入心。

节目还邀请了诸多评审嘉宾，有奥运会金牌获得者、健身"Up 主"、健康"大 V"，还有复旦大学上海医学院副院长吴凡、国家传染病医学中心主任张文宏、著名媒体人曹可凡、脱口秀演员李诞等重量级嘉宾。他们放下身段、畅所欲言、金句频频，与选手们欢乐互动，展现了他们专业之外，不为人知的幽默。

节目组还在每期成片基础上精心制作了数百条短视频，在各合作网络新媒体平台投放，大屏制播与新媒体平台同时矩阵铺开，进行全媒体推广传播，一起携手打造了这款健康科普新"爆款"，共同引领健康科普新潮流。

编写出版此书，正是为了记录那些精彩瞬间，让经典化为永恒，激励更多医务人员、更多普罗大众关注健康脱口秀，倡导健康风尚，引领健康生活。

王　彤

上海市健康促进委员会办公室副主任

上海市卫生健康委员会健康促进处处长

中国医师协会人文医学专委会副主任委员

孙向彤

上海开放大学党委副书记、副校长

上海教育电视台台长

中国教育电视协会副会长

上海市广播电视协会副会长

2022 年 7 月

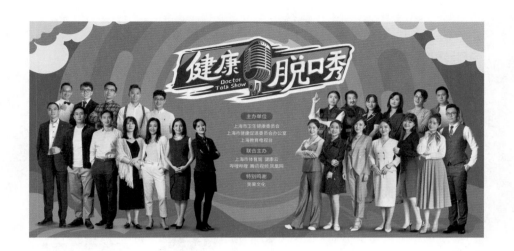

目录

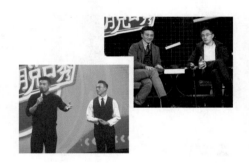

■ 运动健身版块　　1

治疗腰痛的"绝活"——倒走 /3

你的心痛，我最懂 /9

好好锻炼，科学"鸡娃"/15

存钱更要存肌肉 /21

人生需要运动，勿忘盆底小肌群 /27

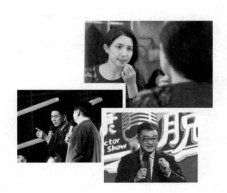

■ 职场健康版块　　33

防止职场颜值内卷，脱离以貌取人 /35

想你的夜，别让隐形眼镜陪你过夜 /41

熬夜，竟是神经病和免疫病的罪魁祸首 /47

动一动，远离职场疾病 /53

与自己和解，牙疼不再是病 /59

拒做"打坐人"，健康永在"腺" /65

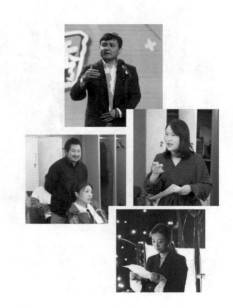

■ 公共卫生版块　71

橄榄油不是"神油" /73

让心理平衡，与自己和解 /79

电子烟，不是烟？ /85

接种疫苗，守护健康 /91

核酸检测，"啊"声一片 /99

防火防盗，戴好口罩 /105

什么叫有"营养" /111

■ 饮食营养版块　117

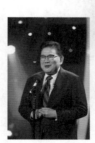
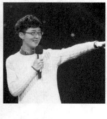

食物相生相克，一言难尽 /119

饮食要清淡，"三高"不来找麻烦 /125

快乐杂环胺，健康不喜欢 /131

快乐孕期，健康吃鸡 /137

齿间面包与玫瑰 /143

奶茶喝多了究竟有何危害 /149

附录　"健康脱口秀"上海共识　155

运动健身版块 ■■■

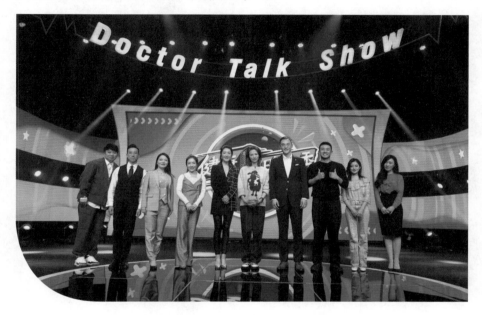

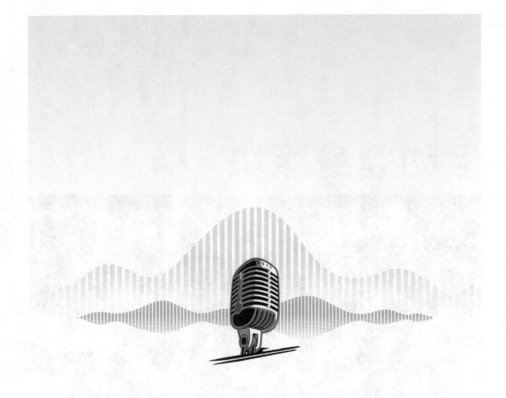

治疗腰痛的"绝活"
——倒走

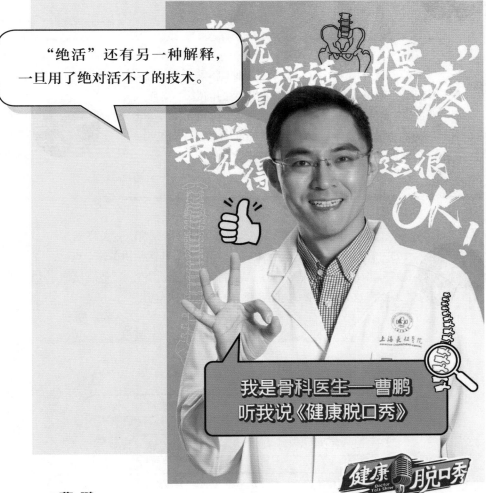

> "绝活"还有另一种解释，一旦用了绝对活不了的技术。

曹 鹏

上海长征医院脊柱外科副主任医师、副教授、博士

上海首届《健康脱口秀》总冠军

上海市健康科普专家库首批成员，曾获精诚奖——2021首届医生科普大赛（上海）三十强选手、上海市医学会骨科专科分会"特别贡献奖"等奖项

评委点评

这段脱口秀结构非常好，非常完整、非常清晰。曹鹏的声音非常吸引人，中正平和，所以他突然说一些玩笑的时候会格外好笑。

——李 诞

曹鹏的叙述不啰嗦，每一个"梗"都排得非常好，前面都有一些铺垫。他讲了一个大家经常会遇到的问题，"老年人是不是要倒走"是日常生活中经常会被人谈起的一个误区。今天，曹鹏用他的方式给大家做了解答，从刀郎的歌一直到结束，还是用这个来做"梗"，这种首尾呼应特别完整。

——曹可凡

第一，形象特别好；第二，声音也特别棒；第三，关键是讲的内容环环相扣，把这个知识点讲清楚了。其实他讲的这个点，如果讲不清楚的话，一句话"不能倒着走"就讲完了。他居然能编排出这么多好笑的事，我觉得真是一个人才。

——吴 凡

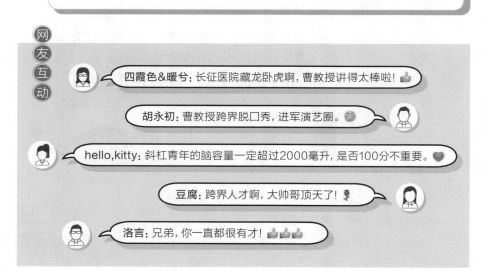

网友互动

四霞色&暖兮：长征医院藏龙卧虎啊，曹教授讲得太棒啦！👍

胡永初：曹教授跨界脱口秀，进军演艺圈。😜

hello,kitty：斜杠青年的脑容量一定超过2000毫升，是否100分不重要。💗

豆腐：跨界人才啊，大帅哥顶天了！🎤

洛言：兄弟，你一直都很有才！👍👍

| 参 | 赛 | 作 | 品 |

上一场我得到一个神奇的 100 分。说实话，分数出来我都懵了，我甚至怀疑，这是不是我人生中第一个 100 分。于是我就给我妈打了一个电话，我说："妈，录制结束了，他们给了我 100 分。我想问一下，我小时候考过 100 分吗？"我妈的回答充满了一个母亲的智慧。既给出了答案，又保全了一个成年人的体面。她说："儿啊，2021 年第一个 100 分，来得比其他孩子都晚一些。"我是没想到，上这个节目最大的收获，就是知道了我妈是刀郎的歌迷。小时候拿没拿过 100 分，我确实不记得了。但是上医学院后我是肯定没拿过，因为医学院的考试，满分都是 150 分。

咱们这期的主题是医学辟谣，我先给自己辟个谣。我真的是一个脊柱外科医生，是个主刀的大夫。脱口秀不是我的主业，手术也不是我业余爱好，我就是专业干这行的。虽然一名脊柱外科教授站在台上说脱口秀，这人设崩塌得稀碎，但是主办方安慰我："曹教授，没啥的，人设崩塌怎么了，就算天塌了，也有个高的顶着呢！"但我心里想的是，你说的那个高的，不会就是我吧？

上一场说完公园里老人们奇葩的健身方式后，最近我又去公园里转了转。一进门就发现很多大爷大妈都倒着走，我心想：我这是"火"了啊，大爷大妈为了多看我两眼都这么走道了？上前一问才知道，他们听说倒走治疗腰痛。我

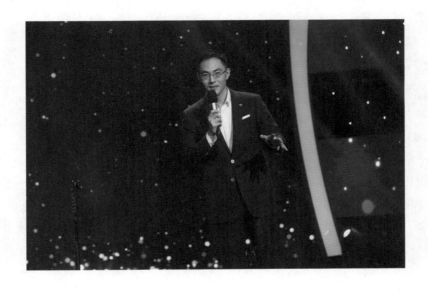

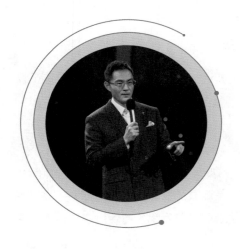

当时真想握住他们的手说："大爷大妈，我还是来晚了啊！"

倒走治疗腰痛没有任何生物力学证据。相反，因为倒走是一种人类的反序运动，在户外很容易跌倒。要知道，跌倒已成为咱们国家老年人排名第一的伤害死因！我国平均每年有4400万老人至少跌倒过一次。想想看，前一阵美国总统拜登上飞机那画面，短短几步路，走得"一步一叩首"。这要是再倒着走，老人家真的要摔坏了。

上周我出专家门诊的时候，一个小伙子和他两个朋友来到我诊室，进门就说："曹教授，我前两周看了你的节目，慕名而来。"说着就把挂号单放在了我的面前，给我的感觉是，他仿佛在说："这是我的票根，请开始你的表演。"我当时觉得，上海医保真好啊，包你看病，还能包你娱乐。但是，咱就算去听脱口秀，你也不能买一张票，进来三人吧，你咋想滴？后来小伙子看我一愣，连忙从包里掏出片子说，他外公昨天锻炼倒着走，被绊倒，一个屁股蹲坐下去，腰椎骨折了，社区大夫说要开刀，转诊到我这里。你看看，原本他外公想倒走治疗腰痛，结果这一走，走到了手术台上，得不偿失啊！

其实，无论是这个诊室的真实病例，还是公园里我的见闻，都让我们觉得医学科普还有很多工作要做。当然，说脱口秀也是我们传播正确医学知识的一种途径。只要老百姓喜闻乐见，有所收获，我们就愿意继续说下去。如果今天这场结果仍然不错，结束后，我还给我妈打电话，下次有机会我再告诉大家，她还是谁的歌迷。

（纯享版）

（短片）

扫描二维码，观看视频

脱口秀，辟除医学谣言的"利器"

在公园里倒走，摔伤骨折后做手术；在小区单杠悬吊脖子，造成颈椎旋转脱位。这些在我的脱口秀中出现的"段子"，其实都来自一个个真实病例，而且这些因不正确锻炼方法致伤的患者不在少数。现在老百姓越来越注重自身健康，这是好事，但在互联网上，大伙儿往往更容易记住那些新颖刺激、千奇百怪的医学知识和锻炼方法，而且越是这样的东西，传播的人越是言之凿凿，不容置疑。我们在医疗工作之余，也用过各种方式向百姓传递正确的医学科普知识，可现实是，这类谣言的"生命力"特别顽强，真是"野火烧不尽，春风吹又生"。直到参加了这次《健康脱口秀》，让我体会到，脱口秀真是一件锋利无比的"辟谣利器"，嬉笑怒骂间，谣言已"灰飞烟灭"。

用感性说服感性

医学科普的背后是说服力的展现，如何让大家更能接受你传递的信息是重点。而我们都知道，人在大部分情况下是非理性的。心理学家新的认识告诉我们，人做决定并不是感性对理性，而是感性对感性。这也是为什么我们很多科普"摆事实，讲道理"，但老百姓并不买账的原因。因为它没有影响到"人心"，缺乏共情力，也就没有说服力。但如果用脱口秀的方式，用吐槽、反讽的手段，

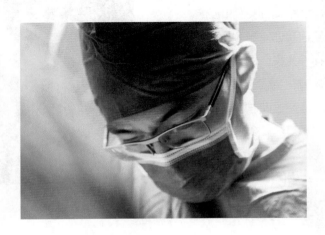

把晦涩难懂的医学知识或者难以击穿的谣言编排成段子，把一些荒谬之处放大，让百姓自己去体会、领悟，用感性说服感性，往往事半功倍。

用"阻力"最小的方式做科普

社会心理学中有一个术语叫"回旋镖效应"，意思就是正面的说服很容易陷入"越努力说服，对方越抗拒"的尴尬境地。因为你越想说服他改变原来的信念，他就越会把你的说服看成是对自己的否定和挑战，于是启动自我保护机制，他反而更坚持自己的观点。脱口秀这种表达方式最大的优势在于，它是用"阻力"最小的传播途径表达群体情绪，在既轻松又有共鸣的氛围中，自然消除观众和专业人士之间的"距离感"。人们在看脱口秀时，并不会有强烈的被说服或被挑战的感受，可以放下防御心态。而笑过之后，他们又会开始思考，甚至逐渐接纳自己此前反对的观点。这种方式产生的说服力，比正面宣传要强得多。

幽默是种溢出的智慧

参加完节目后，我深深体会到什么叫"幽默是种溢出的智慧"。当你谈论一个话题时，如果你对它的理解、认识有限，没有很通透，你可能要全力以赴地向别人去解释、阐述它，吭哧瘪肚地说了半天，对方还是云里雾里。但是如果你对这个话题有深刻的见解，你就会举重若轻，游刃有余，满到溢出，而这溢出的部分才可能成为你幽默发挥的空间。所以我现在对自己专业上的钻研反而比之前更深入了，因为我知道，如果想深入浅出地把医学专业知识给老百姓讲得有趣，需要很深厚的累积和沉淀。

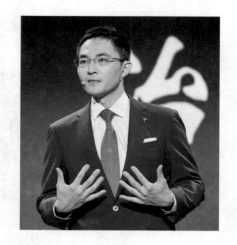

最后，我还是非常感谢上海市卫健委可以做这样"先锐"的尝试，不拘一格地做健康教育。我们也得益于这次机会，收获了远远超过荣誉和奖杯的人生特别体验。我很怀念 2021 年的《健康脱口秀》，希望这种形式可以更好地普惠渴望正确、实用医学知识的老百姓！

你的心痛，我最懂

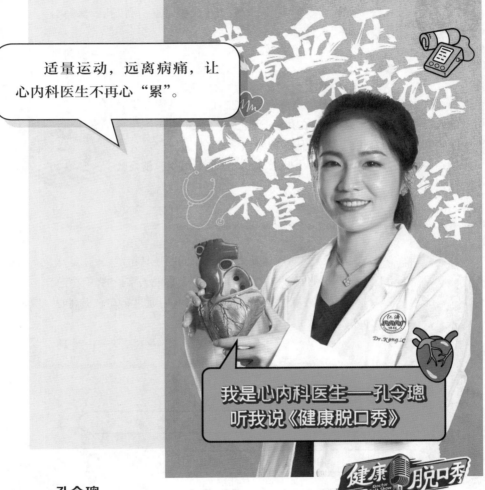

适量运动，远离病痛，让心内科医生不再心"累"。

孔令璁

上海交通大学医学院附属仁济医院心内科主治医师、博士

上海首届《健康脱口秀》二十四强选手

曾获上海市住院医师规范化培训优秀住院医师、精诚奖——2021首届医生科普大赛（上海）三十强选手、"唯爱伴我行，上海市住院医师科普月月讲大赛"一等奖、上海市房颤中心联盟"房颤科普优秀专家"等奖项

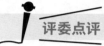

评委点评

孔令璁的内容特别好，特别吸引我。我告诉大家一个小秘密，我心跳有点慢，不是运动员的那种偏慢，平时三十几跳四十几跳。我刚才又看了一下，大概五十出头一点，所以孔令璁确实让我心动了。

——徐莉佳

我觉得孔令璁在台上状态特别好，她的台风包括内容里面的人物角色转换太完美了。在我辅导的健身对象中也有医生，医生其实还蛮麻烦的，尤其是那种要做手术的，因为熬夜会使精神高度疲劳，所以不敢给他们上强度，基本上医生只能自己调控自己。

——杨 光

其实对于足球这项运动来说，心脏问题还是蛮危险的，足球场上也有猝死事件发生。心脏的问题不是你能去维护的，有些急性事件你真的是没法避免。有的时候我们通过运动来提高心脏健康水平，但是过度运动也会产生危险。

——浦 玮

网友互动

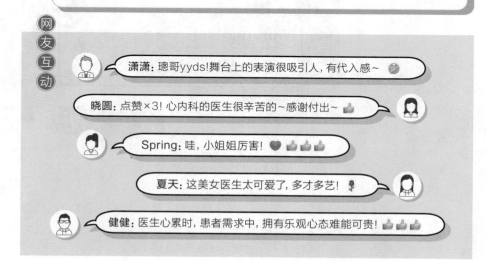

潇潇：璁哥yyds!舞台上的表演很吸引人，有代入感~

晓圆：点赞×3! 心内科的医生很辛苦的~感谢付出~

Spring：哇，小姐姐厉害!

夏天：这美女医生太可爱了，多才多艺!

健健：医生心累时，患者需求中，拥有乐观心态难能可贵!

｜参｜赛｜作｜品｜

大家听过"996"吗？我们科是"707"，当然，可能讲完这句我就"404"了。所以说啊，我们心内科应该叫心"累"科。

我们科的病人有一个特点，看病前猛如虎，看病后怕如鼠。比如这位阿姨，"哎呀，帮我开点保心丸就好了呀，你们就是小题大做。"阿姨接电话："王阿姨啊，明天广场舞比赛，我还是要'C'位的哦！"

吃保心丸跳广场舞，杨丽萍老师也没您那么拼的！这时候，隔壁诊室的同事跑过来说："璁哥，那个一直配保心丸不肯做检查的大爷进ICU了，门诊结束后你来看一下哦……哎？你的病人怎么昏过去啦？"

一顿抢救，阿姨醒了，紧紧拽着我："医生啊，我感觉我快不行了，你快点帮我装支架，我要装10个……"

"阿姨，心脏支架是没有团购的。何况现在您检查都还没做呢，或许真的开点保心丸就好了……"

一听到开保心丸，她又晕过去了，就这心理素质，广场舞怎么担任"C"位的？

（纯享版）

（短片）

扫描二维码，观看视频

就这样，阿姨做好了检查，冠心病，心脏血管堵住了，因此住院并如愿装上了支架，当然肯定没有10个那么多啦。不过，她又开始愁眉苦脸了："孔医生，今后我是不是再也不能跳广场舞了？""阿姨啊，只要恢复得好，适量运动是完全OK的。""我听人说的，心脏装过支架不能动的，一动就要掉下来的！上次王阿姨装好支架跳舞，第二天盲肠（阑尾）炎就犯了，就是支架掉到盲肠里去了……"

这真的是谣言害人。心脏支架安装好以后，会牢牢嵌在血管壁上，长成血管的一部分，医

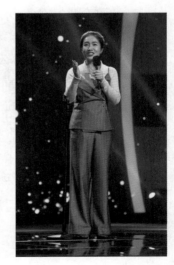

生想取下来还要费点工夫嘞。还有，血管里的东西掉到肠道里？你说自行车骑得再快，能骑到旁边机动车道上去吗？要罚款的呀！

碰到这样的病人，真的是心累。为了提高心脏抗击打能力，我准备去锻炼一下。"游泳健身了解一下？"前台妹妹很客气。"我想报个班！""您是做什么的？""医生。"她立刻越过所有项目，直接亮出了底牌，给我推荐了拳击。也许，她觉得医生光心脏抗击打是不够的？

初次体验课，我很兴奋，毕竟"工欲善其事，必先利其器"。我打开购物车：红色套装配红色手套，橙色套装配橙色手套，蓝色套装配蓝色手套……争取一周七天每天都不重样。

"妖精！放开我爷爷！！"第一次上课我就入戏了，整得教练以为我脑子烧糊涂了。

——那个，大娃同学，今年多大年纪啊？

——18岁！

——好，最大运动心率是（220-18）×85%=172。我们先做个体能测试，我来把跑步机调快一点哦！

——等一等！我啊，60岁了……

——行吧，爷爷，妖精怎么把您抓这了？是这样，运动跟开车一样，发动机起步要加速，刹车要减速，我们运动前后要做热身和放松，让心脏和身上的肌肉先适应起来。

——好的好的，教练。

第二天，我发现这个教练有点东西。运动果然跟开车一样，只不过，我开的是老爷车。早上醒来，怎么都发动不起来，感觉自己要报废了。最可怕的是，教练发来了消息："小孔，啥时候来开车，啊不，运动啊？"

——不好意思啊，我最近有点心律不齐……

——哦，是窦性心律不齐吗？是有房性早搏、室性早搏，还是有房颤了啊？

——哇，教练您是医生跳槽来的么？

——你看看，请假最多的就是你们医生，值班、手术、开会、课题，请假条都能出本书了……

我觉得吧，教练更心累了。

| 参 | 赛 | 手 | 记 |

角色转换之间，体验放飞之时

一直以来，身边的师长总是说，"小孔，你太'端着'了。"从大学念叨到工作，包括平时的健康科普作品，亦是如此。直到此次参加《健康脱口秀》节目，尝试了一次角色转换，体验了一把放飞自我，我才彻底放下了一直以来的包袱。

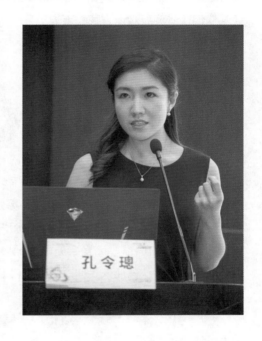

从业余主持人到非专业演员

第一重角色转变，来自自我定位。从学生时代起，习惯于主办大大小小的文艺活动或是会议，享受从策划到演出整个流程掌控于心的感觉。每次活动，我总是自告奋勇担任主持人。平时的健康科普作品中，文章、配图、脚本、视频拍摄和美工，自己总是扮演那个"甲方"。

此次有幸参加上海首届《健康脱口秀》，突然变成了在台上展示自我的非专业演员，和一群来自医疗界不同岗位的小伙伴一起，迎接未知的挑战，着实忐忑，但更多的是兴奋：我们可以用这种风趣幽默的形式，将平时严肃刻板的话题变得平易近人。整个过程是艰难的，我变成了"乙方"，从一张白纸开始，经过无数次读稿、改稿，无数次尴尬的现场，以及无数次对自己"不好笑"的自卑后，在专业人士的指导下，终于完成了荧幕上的脱口秀首秀。

从"标准八颗牙"到"表情管理失控"

第二重改变，主要是舞台形象。此次能够有机会自己体验一把脱口秀，更大的难点在于打破自己的舞台形象。以往在台上主持，丁字步一站，裙摆一定，标准八颗牙微笑一挂，总是试图打造一个相对完美、优雅的"女神"形象。而此次则是做好心理建设，学着之前看的脱口秀"OG"（元老）们的样子，放飞自我，放下包袱，马尾辫一扎，话筒一搭，表情管理失控得一塌糊涂，抓拍中净是面容皱缩的窘态。但为了舞台"笑"果，为了让观众们接受健康知识，我豁出去了！

从刻板女教师到搞怪喜剧人

最重要的转变，其实是面向患者的。平素，我查房时会带着一群轮转医生，跟他们讲讲疾病的同时，也不忘跟患者说说平时饮食、生活和运动时需要注意些什么，总是一副刻板女教师的样子。节目播出后的一天，查好房，一位患者家属突然叫住我说："孔医生，你的脱口秀讲得真好，太好笑了，我妈妈特别喜欢！"医患之间的距离倏然近了许多。从此以后，在苦口婆心的劝导中，我总是努力琢磨加一些小段子，患者哄堂大笑的同时，又能记住医嘱，对于术后恢复及疾病预防益处良多。

放下心中的包袱，接受全新的自己，用更好的姿态去传播健康知识。欢迎更多小伙伴加入我们，做健康科普的同行人。

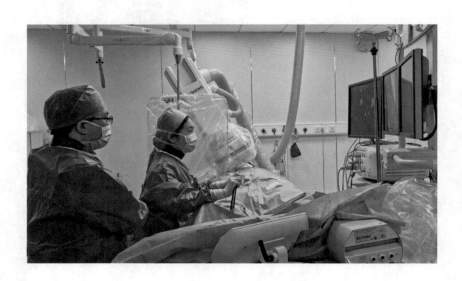

好好锻炼，科学"鸡娃"

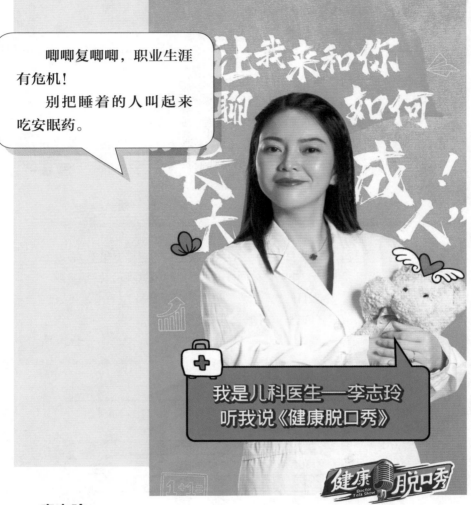

李志玲

上海市儿童医院药学部副主任药师、博士

上海首届《健康脱口秀》二十四强选手

曾获上海市"十佳医技工作者"、上海最美科普志愿者、药品安全合作联盟（PSM）全国志愿者优秀个人等奖项

评委点评

我觉得我们这一代家长会更加开明，给孩子尝试各种各样的运动，让他自己去挑选。因为最终他能不能坚持下去，是真的需要靠热爱这份力量的。

——徐莉佳

"鸡娃"这个网络词汇特别火，每次回家我妈都会强调这个"鸡"是"本鸡"，这个"本鸡"是什么意思？就是自然生长的鸡，它肉质好。如果是圈养的鸡，全都是流程化的话，肉质肯定不行。所以，如果从小到大就打压式、流程化地让小孩接触运动的话，那可能就是竭泽而渔，牺牲的是他们长大之后的运动天赋。

——杨 光

我和我的队员刚接触的时候，跟他们有更多思想上、心理上的沟通和交流。我觉得他们是不是真正热爱这项运动，很重要。家长如果带着目的性，就会把运动的核心走偏了。喜欢了再去热爱，再有更多的投入，才有更多的收获。

——浦 玮

网友互动

 黄国海：今天一个九岁女孩跳绳跌倒，右手小指第三指骨基底部轻微骨折。

301阿姨：家长们在内卷，苦的是孩子！

 橡皮擦：我爸妈也觉得，人家努力你不努力，你就失去了机会。

万事圆满：让孩子快乐奔跑在运动场，神飞扬，心欢畅~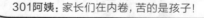

 王浚晔：孩子，愿你快乐运动，远离忧愁！

| 参 | 赛 | 作 | 品 |

大家知不知道药师是干吗的？加血的？你游戏打多了；桃花岛上练功的？那姓李不可以，得姓黄。其实药师按上海话说，叫做"请侬切药"（请你吃药）。我还有一个身份是儿科医生，最近我发现很多小朋友在运动这件事情上遇到问题，属于被爸爸妈妈"切药"了。

比如跳绳，因为要考试，很多小朋友都在练，甚至还有培训班在教跳绳。教育专家说，"双减"之后家长就不会那么"鸡娃"了。我觉得，专家们这结论草率了！对有的家长来说，世间万物都可以"鸡"：没有语、数、英，"鸡"跳绳；没有跳绳，"鸡"捏泥巴。只要说这个项目考试，他会买 50 斤橡皮泥，让孩子一天捏完。唧唧复唧唧，木兰当户织……我估计南北朝那会儿纺织肯定是要考试的，花木兰从军有可能是为了逃课！

有一天，一位妈妈带孩子来看诊，在诊室门口，我就听见她打电话和其他家长说："我家孩子在家天天看动画片，哎呦，烦死了！"结果进来是给孩子看腿病的，我说："孩子看动画片也能把腿看残？是跟着'熊二'砍树去了？"结果妈妈悄悄地对我说："医生，那都是骗人的。我天天让孩子在家跳绳，别人 100 个，咱们 3000 个。我'卷'死他们！！"我顿时惊呆了，这年头跳绳也

（纯享版）

（短片）

扫描二维码，观看视频

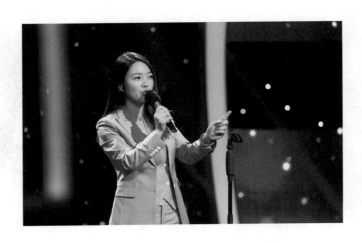

17

成"杀器"了？这是跳大神吧！但是这战损比有点高，伤敌100，自损3000，结果自家13岁的女儿得了骨骺炎……

最可气的是，这妈妈还拿奥运选手们鼓励自己的孩子。"你看看人家苏炳添，痛了，咬咬牙就过去了。"结果话音未落，自己女儿就昏过去了。奥运选手是有专业康复师和队医的，而且队医要是说："痛是正常反应，加油，再来一组！"苏炳添肯定也会昏过去。唧唧复唧唧，这是职业生涯的危机！

其实，运动不应该是这样的。我们这一代小时候很喜欢户外运动，回头想想，我们那时候为什么愿意野出去？因为那个时候，有在楼下喊你名字的小伙伴，有可以蹦来跳去的弄堂，可以拿着粉笔在地上画房子。但现在，你如果拿着粉笔在地上画，大家会觉得可能是冬至到了，还会提醒你要画得圆一点，还要开个口。如果你不拿粉笔么，大家又会怀疑你在画车位……

我们的住房面积越来越大，但给到孩子的空间似乎越来越小，孩子能找到的伙伴也越来越少。当有人在楼下喊孩子名字一起去打球的时候，得到的再也不是整栋楼的回应，可能是一个家长把头探出来："他去补课啦！"哦，不对，"双减"以后他可能说："他在跳绳，你别喊他打球，不然不就耽误运动了吗？"

这让我想起曾经有个睡眠很差的病人，我给他开了医嘱：十点吃安眠药。他为了防止遗忘，让太太提醒他。结果有一天病人九点半睡着了。到了十点，太太却"噼噼啪啪"把他抽醒，还边抽边喊："十点了，快起来！再睡就耽误吃安眠药啦！"

考试是为了鼓励运动，而不是用运动鼓励考试；吃安眠药是为了帮他睡觉，而不是把睡着的人抽醒，叫他吃药，这真的叫：请侬切药。我们都希望孩子能争气，变成一只"争气鸡"，但我们自己得搞清主次，捋清思路，才能科学"养鸡"。

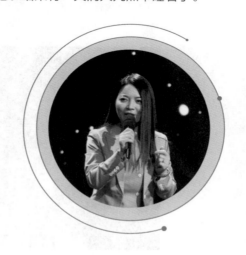

| 参 | 赛 | 手 | 记 |

科普模式在不断切换

从最初的网络问答、写科普文章，到现在玩转抖音、视频号等各种网络平台，当下的科普越来越"时髦"。这期间，我经常会去征求学生们的意见，努力把自己的科普作品做得更有活力而接地气。科普做得多了，不仅是粉丝的增长，也让我觉得付出变得有价值，身边的年轻人也开始关注科普，并被带动起来做科普。

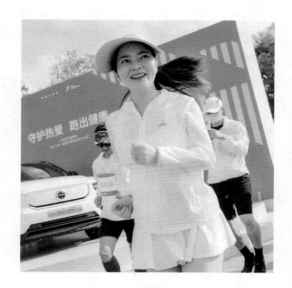

参加此次脱口秀大赛，让我感觉再次切换了一种科普模式。以"闲谈趣说"的口吻与视角，讲述科普常识，让观众产生共鸣。通过脱口秀的形式，传递生活的正能量。

热爱的事业

我在准备脱口秀的过程中，一直在总结经验：要在医学知识点和趣味点之间找到平衡；要"破圈"，多听听非医学人士的观点；要放得开，不要拘谨；语速不能太快，在抛"梗"的时候既要出其不意，又要稍作停顿，给观众思考的时间；不能把脱口秀变成演讲……

越接近比赛，我的状态越好。有时候讲到"梗"时，我自己也笑了。说脱口秀需要情绪，只要情绪上来了，就能放松。尤其当台下观众的反应很好，和台下的互动也很到位时，完全不会紧张。

数年如一日的医学科普和耐心热情的诊治风格，我收获满满。虽然科普模式不断切换，但我心中对医学的那份热爱始终没有变过。

美好的医患

"如何才能更好地服务更多的患者呢？"这是我一直思考的问题，也是一直为之努力的方向。医学其实非常美好，平日里的默默奉献，经常会带来意想不到的结果。在我刚刚开出儿童精准用药特需门诊时，第一位就诊者，至今让我记忆犹新。

这位老人的孙子曾发生极为严重的过敏性休克，用药问题成了全家的难题。在连续咨询了多个科室后，老人来到我所在的儿童精准用药门诊。两个小时，我只接诊了这一位患者。我将老人家带来的每一种药的服用方法、注意事项、适用情况一一详细写下，耐心解释，并将微信号留给对方，随时解答用药问题。自此，这位老人与我结下不解之缘。我开出特需门诊的那天，老人其实不仅是来看病，他说也是来看看我，瞬间让我特别感动。

针对一些需要特殊用药的患儿，我还会把自己的视频发给家长。虽然忙碌，但我觉得自己的生活充满快乐，因为可以真真切切帮助到患儿。

科普，一直在路上；学习，也一直在路上。每一个问题的回复，背后都有大量知识储备作为积累，一个药师要做到"问不倒"，就必须饱含热情地不断学习。我们与患者，都在这段沟通关系中互相学习，一起成长。

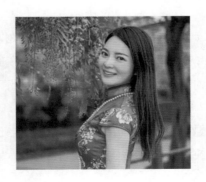

存钱更要存肌肉

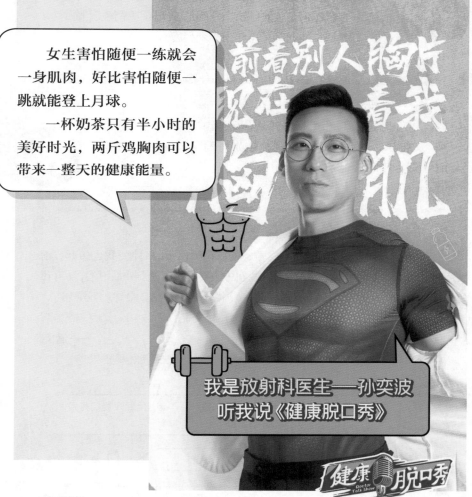

女生害怕随便一练就会一身肌肉，好比害怕随便一跳就能登上月球。

一杯奶茶只有半小时的美好时光，两斤鸡胸肉可以带来一整天的健康能量。

孙奕波

凯理斯医药科技发展有限公司医学科学服务部首席科学家、博士

上海首届《健康脱口秀》十强选手

曾获上海市住院医师规范化培训优秀住院医师、国家自然科学基金青年科学基金项目等奖项

评委点评

如果确实像孙奕波所说的，有很多女性担心练出一块块肌肉的话，大可不必。因为像我们每天训练六七个小时，我也很想有肌肉线条，但是很难练出来。所以，我现在日常健身，除了为了保持健康外，也是为了让自己的形体更好。

——徐莉佳

出门照镜子那一块，正好就是孙奕波说的那些心理。我觉得可以到B站上发个视频什么的，就别来健身区抢饭碗，知识区特别适合你。

——杨 光

当孙奕波说乘客被他的肌肉弹出去的时候，我也想起以前在赛场上的冲撞。因为我在中国女足时候是打中后卫的，防守压力大。对位的正好是我在美国踢球时的队友，最终被我碾压了，撞旁边的广告板上了，咱肌肉长骨头里了。

——浦 玮

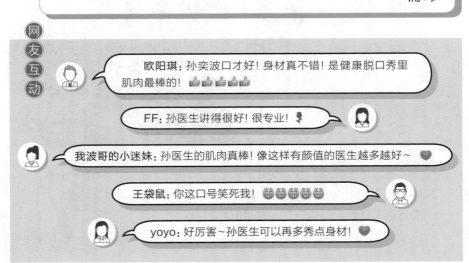

网友互动

欧阳琪：孙奕波口才好！身材真不错！是健康脱口秀里肌肉最棒的！👍👍👍👍👍

FF：孙医生讲得很好！很专业！🎤

我波哥的小迷妹：孙医生的肌肉真棒！像这样有颜值的医生越多越好~ ❤

王袋鼠：你这口号笑死我！😂😂😂😂😂

yoyo：好厉害~孙医生可以再多秀点身材！❤

工作两三年后，有一天我突然明白了一个道理：病人是如何来判断一名医生的医术的？很简单，就四个字：以貌取人。年纪大的比年纪轻的专业；有胡子的比没胡子的厉害；白胡子的比黑胡子的资深；身材好的肯定比身材差的靠谱。所以，如果你刚好是个年轻的没胡子的胖医生，那对不起，你的医患关系就已经不正常了。

年龄这事情没办法，但身材还是可以好好管理的，而且，这事情也确实有利健康。

（纯享版）

（短片）

扫描二维码，观看视频

六年前，我参加了教育电视台的一档节目，叫《健康演说家》。同时，我也在准备我的博士毕业课题。博士研究很辛苦，每天都需要坐着看文献、写论文，人很快就胖了起来，而且含胸、驼背、颈前引，就跟类人猿一样。现在很多的职场人士都是这样。

为了具备一名优秀医生的外部特征，我肯定不能变成一个年轻的没胡子的胖子。于是我开始节食，体重是下去了，体态却变得更差了。节食减肥，首先减掉的是什么？是肌肉，肌肉实在供不了能量了，才会动用脂肪。所以绝大多数的节食减肥，脂肪基本上都没动。当时我看到镜子里的自己，人家胸肌都是方的，就算是圆的，也是很饱满的那种弧线，而我的胸是两个尖尖角，侮辱性极强！再加上含胸驼背颈前引，整个人病恹恹的。有一次早晨去上班，我往诊室走，还没穿上白大褂，在门口排队的一位老大爷看到我，突然站起来了。我心想：哦哟！估计是老病人。正打算上去和他握手，他扶着我坐到了他的位子上，说："小伙子啊，你坐哦，这家医院很靠谱的，你的病好得了！"

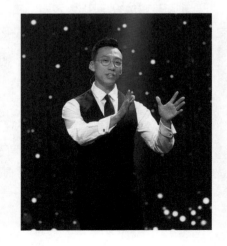

于是，我决定开始健身。自从开始健身之后，我发现我的生活发生了很多变化。首先，我发现我的钱用不完了。你们知道，一杯奶茶的价钱，可以买多少鸡胸肉吗？你们现在就可以打开外卖 App 看一眼，可以买整整 1 公斤（千克）！1 公斤鸡胸肉够我吃整整一天，而一杯奶茶的快乐，半小时就没了。

但是，困扰也随之而来。自从健身有了成果，我早晨上班总是迟到，想想出门前还是这三件事：刷牙、洗脸、穿衣服。但是，朋友们，以前我照镜子只是为了穿衣服，现在穿衣服是为了照镜子，各种肌肉秀完，半小时过去了，衣服还没穿上。

然后就出门上班。现在提倡绿色出行，我每天坐地铁上班。六年前我去医院上班，到站了，我本来已经站在门口了，门一开，活生生就被挤回了车厢里，结果只能往下再乘一站。再好不容易挤出去，然后再灰溜溜地乘回来。现在不一样了，地铁门一开，我就按照自己的节奏和步伐正常下车，就只听到那些往里冲的人"哦哟哟，哦哟哟"。可是我也没挤人家啊，我只是正常下车啊，是他们撞在了我的身上，自己被弹出去了而已。没办法，核心就是这么稳啊！其实武林秘籍讲的"老树盘根"，指的就是核心肌群的稳定。

很多人不愿意健身，还会为自己的懒找各式各样的理由。总有人意味深长地劝我："哎呀，孙医生，别看你现在身材练得好，哪天一旦你不练了，那可比一般人更容易胖啊！所以我索性不锻炼。"这是什么"心灵毒药"？就好比你说："我不要吃饭，如果规律吃饭，万一哪天饿一顿就更容易'挂掉'。"哪有这种事情？大家知道有一样东西叫基础代谢率吗？肌肉越发达，基础代谢率就越高，所以我和你一起躺着，我的消耗比你大，你知道吗？以前我怕胖，吃完饭连坐都不敢坐，现在我躺着啥也不干，就害怕自己会越来越瘦啊！

很多女生不愿意健身，原因是："我害怕我随便一练就肌肉化，变成金刚芭比。"哎，拜托！我一个男人，雄激素是你的 20 倍，我一年练下来才长了 3 千克肌肉，你跟我说你"随便"一练就会"肌肉化"？你怎么不说你不敢在外面跳，生怕自己"随便"一跳就能蹦上月球？

所以朋友们，放心去健身吧，肌肉没那么容易长的，锻炼只会让你的体型变得更好！

健康谣言不会告诉你的……

如今，网络上到处流传着以这样为标题的帖子："医生不会告诉你的……""别让医生杀了你……""知道这五件事，从此不再去医院……"今天，就让我来聊一聊那些健康谣言不会告诉你的……

作为一名曾经每天奋战在临床第一线的放射科医生，对于这样的问题早已司空见惯："医生，为什么我做过心电图了，还要再做心超？""医生，为什么不能用 B 超检查肺部病变？""医生，为什么我妈没有前列腺？""医生，为什么你们医生也会生病？"……在这无尽的"为什么"和"小白"式的无知问题背后，不单单是医学常识的缺失，更是大众对健康的需求。在与患者交流的过程中，我深深地意识到，我们医生的专业性已在不知不觉中形成了医学与大众的鸿沟，而这道鸿沟，为充斥网络的谣言和伪养生专家提供了肥沃的土壤，惑众的谣言成为百姓就医的指南。是时候架起医学和大众的桥梁了，医学科普正是这座桥梁的根基和斩杀谣言的利剑。

医学科普让医患关系春暖花开

对百姓来说，医生是神秘莫测的存在，既是"神仙"，又是"魔鬼"。在有些无良媒体的宣传下，医生更是被描绘成了贪财的奸商、利用活人做实验的科学狂人，医患矛盾也逐渐滋生。

用通俗的语言、亲和的方式，让大众对医学有一个了解，是化解矛盾的最好方法。比如：对于辅助检查的选择，让大众明白医学诊断其实是一个不断排除疾病的过程，医生会根据患病的概率，由简到繁、由便宜到昂

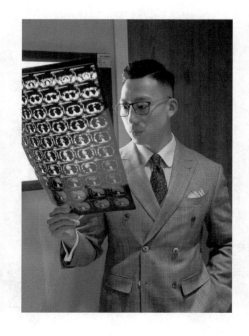

贵地选择检查方法，并不是磁共振可以明确诊断，就可以免除其他包括血生化在内的便宜检查；要让大众明白，医学诊断是一个综合分析的过程，没有哪项检查是万能的。让大众了解甚至参与其中，让他们知道医生只是比他们多了一些医学知识的普通人，医生是他们身边的朋友，是他们的邻居，医患矛盾也就不解自破。

医学科普让网络谣言成为笑话

利用大众对健康的重视，某些商家或个人制造的健康养生谣言充斥网络。追其根源，往往都节选于某"保健品"的广告，但是他们利用通俗易懂的语言、大众喜闻乐见的传媒形式，以及博人眼球的标题，迅速走红网络，并成为百姓就医的"圣经"。这些谣言大多没有权威的信源，需要引据时也往往以"某专家"或"某权威杂志"等打上马赛克的出处作为其论据，这就给我们做医学科普带来了重拳出击的理由和机会。医学科普也要像这些谣言一样，做到通俗易懂、深入浅出，也要符合简短、高效的传播特点，再配上我们的"露脸"和实名制，定能将网络健康谣言变为笑话，当它们再次出现在大众眼前的时候，百姓们只会对它们回应一个冰冷的"哦"或者一个嘲讽的"呵呵"。

多遥远，多纠结，多想念，多无法开口，疼痛和疯癫，你们都看不见。想穿越，想飞天，想变成造字的仓颉，说出，能让大众明白的诗篇。医学科普架起医学和大众的桥梁，给大众还原一场真实的医疗，给医患矛盾提供一次缓解的机会，给网络谣言一条勒紧喉咙的绳索，给医生一个展示的舞台。作为一名狮子座硬刚型选手，我已向健康谣言宣战，你又怎么可以怂呢？

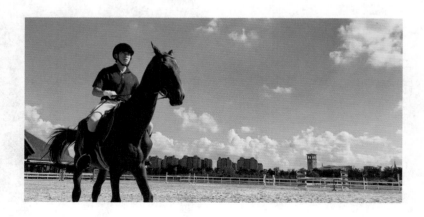

人生需要运动，勿忘盆底小肌群

教跳舞的不一定是教练，也可能是医生。

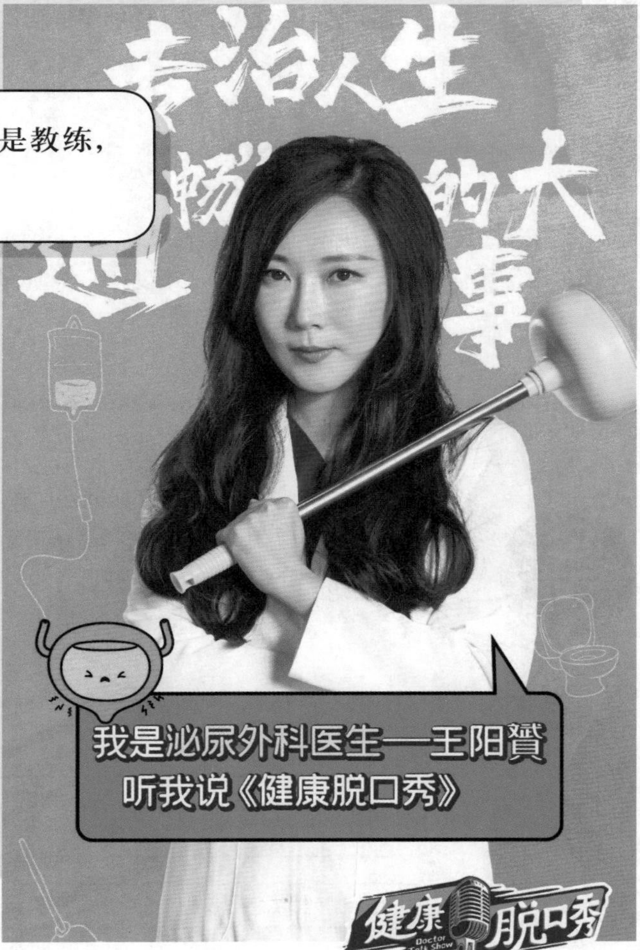

王阳赟

复旦大学附属上海市第五人民医院泌尿外科副主任医师、博士

上海首届《健康脱口秀》二十四强选手

曾获全国"女娲杯"女性泌尿手术视频大赛一等奖、国际发明展览会金奖、上海市巾帼建功标兵、上海市青年岗位能手、上海市卫生健康行业青年五四奖章等奖项。

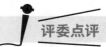 评委点评

王阳赟刚才说的有一点很重要，也是我运动后期的一些教练教我的，就是一定要重视内部的一些肌肉，骨盆肌也非常重要。我尿路没什么问题，为了能够缓解腰伤，每天练普拉提的收缩配合呼吸之后，我的腰伤有了很大缓解。

——徐莉佳

王阳赟最后升华的那一句："一群需要运动的人躺在沙发上，看一群需要休息的人在运动。"我觉得还蛮打动我的。所以，大家不要光看着，不要老坐着，要一起来运动。

——杨 光

王阳赟说到的一个点，其实跟我小时候有一个共通的地方：你妈妈让你去学跳舞。我当初选择足球运动前，我爸爸也让我去跳舞。本来是一个跳舞的女孩，开启的是艺术人生，现在是运动人生。

——浦 玮

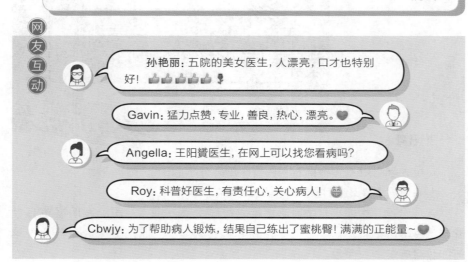

网友互动

孙艳丽：五院的美女医生，人漂亮，口才也特别好！👍👍👍👍👍💐

Gavin：猛力点赞，专业，善良，热心，漂亮。🖤

Angella：王阳赟医生，在网上可以找您看病吗？

Roy：科普好医生，有责任心，关心病人！😁

Cbwjy：为了帮助病人锻炼，结果自己练出了蜜桃臀！满满的正能量~🖤

| 参 | 赛 | 作 | 品 |

我就是李洁说的有着蜜桃臀的"莫妮卡"。为什么一个忙得连饭都不能准时吃的外科医生，会有时间练出蜜桃臀呢？因为我们团队开创了一套医疗训练操——"瓒式盆底优化训练疗法"。

（纯享版）

这个疗法的核心，就是带着阿姨妈妈们一起做操。阿姨妈妈们都是做一两个疗程就回去自习了，而我每批病人都很认真地带着练。一批又一批，带着带着，就成了现在这样。这个疗法除了缓解泌尿问题，还自带塑身效果，搞得每次我去健身房锻炼的时候，从我后面过来的女生都以为我是健身教练，还想跟着我练。可我真不会卖卡呀！

（短片）

扫描二维码，观看视频

很多人都会问我一个问题："你一个从小就跳舞的姑娘，为什么会选泌尿外科呢？"

其实有两个很简单的想法：一是喜欢动手，我就是那个小时候手指头一直都闲不下来的"多动症"小孩，所以我要选择外科；二是想选一个管得比较宽的科室。我们都知道泌尿外科，女的要管，男的也要管，上至80岁尿失禁的，下至8岁尿床的，比如现场在座的各位，都归我们管，除非你不上厕所。

浦玮老师，像我们这种医生，在足球场上属于门将，对吗？但我守的"门"

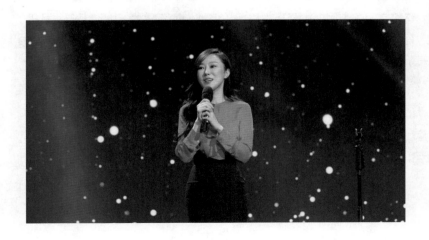

有一个"铰链"，这个"铰链"如果长期不上油，它就会松掉，松掉以后，"门"就会有"缝"。我们的盆底肌肉松弛了，这道"缝"是会"漏尿"的。而且很尴尬的是，许多女性朋友往往是在开心地大笑时，突然表情凝住，不高兴了，大多数是出现了漏尿。接下来就悲剧了，裤子的颜色发生变化，淡颜色的裤子会变成深颜色，深色的裤子会"画地图"。这个难言之隐不是最常见的，还会有尿频、尿急、尿不尽、排尿困难、下身有"肉肉"出现。下身出现"肉肉"，往往是在我们下身用力以后，有一个"圆球"鼓出来。幸运的话，我们躺平后，这块"肉"会缩回去；不幸的话，它就会越来越"丰满"，像母鸡孵蛋一样可以孵出"小鸡"。可是，这类患者只能"孵"出越发粗壮的"尾巴"，和我们的裤子摩擦以后会疼痛、出血。这就是膀胱脱垂、子宫脱垂、直肠脱垂等盆底器官的脱垂。患上这类疾病后，你就不能旅游，不能出门，不能运动，不能大笑，甚至不能大声说话了。这是一种"不要命的癌症"，你们知道这是什么癌吗？它叫"社交癌"！

再说说现在一个很好的现象，好多阿姨喜欢跳广场舞，我觉得广场舞非常好。你们有早起遇见大爷大妈跳广场舞的场景吗？我们医生一般都起得挺早的，特别是我这种住得远的，基本上5点多起床。那个时候要么就是天蒙蒙亮，要么就是雾蒙蒙的。有雾的时候能见度很低，你走在路上就远远看见一大团黑影，在那站得规规整整，突然她们就开始扭起来了。虽然作为外科医生的我，胆子比较大，但在那一刻，我还是头皮麻了一下。

可能大家会说，不要害怕，有音乐啊，而且还不是一般的响，《酒醉的蝴蝶》，应该有心理准备啊。我们都知道，我们的这座城市是一座文明的城市，有着文明的市民。她们虽然早起，但她们绝不扰民，她们都戴着耳机。

你就能想象这样一个场景：一个大雾缭绕的凌晨，一群看不到脚的身影在扭动，四周悄无声息。你稍微走近一看，还能看到每个人脸上的笑容。

这个现象就像是奥运会，一群需要运动的人躺在沙发上，看一群需要休息的人在运动。我们的生活呢，也是一群需要运动的人在熬夜、吃串、玩游戏，一群应该休息的人在拼命运动。

讲到这里，大家不要光看，也别光坐着，跟我一起来运动吧！

人生需要运动，不要忘记锻炼那些为我们"守门"的盆底肌群。

医生的职责不仅是治愈疾病，还要普及医学知识

我从没想过，习惯拿手术刀的我有一天会站在台上讲脱口秀。毕竟在很多人眼里，泌尿外科的很多问题都是难言之隐，讲科普实在太敏感，更何况是站在一个面向公众的舞台上。作为一名泌尿外科女医生，想要给大家分享知识、传播快乐和希望本是一件难事，但这次《健康脱口秀》让我知道，我的背后是组织，我的身边是志同道合的伙伴，健康科普之路，有很多伙伴与我同行。

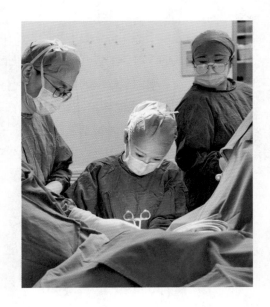

科普的意义：让医患之间不再冷冰冰

科普的意义可以很大，也可以很小。大到我可以讲出"为天地立心，为生民立命"之类的道理，小到也可以只是为了获得成就感。

作为泌尿外科的女医生，起初做自媒体时，我想的是展示我的"特别"和专业，在潜心深造学习之余，还能给大家科普科普知识，就很有意思。直到慢慢收获了很多粉丝，也认识了很多可爱的患者。我眼中的他们，是一群可爱的大叔、大妈、小弟弟、小妹妹，他们因为信任我而来，治疗完毕后满意地回到自己原本的人生轨道继续开心。让我感到开心并坚持的动力是：他们因我而来，满意而走，这比冷冰冰的医患关系要好太多。

当然，我也会有很多无能为力，同时也能感受到患者朋友们承受着的痛苦。此时我更加坚定：每一天全心全意地去为他们治疗；每一天为他们带来一点科普或治愈的希望。每次看到大家的留言，都会让我觉得辛苦是值得的，我在其中找到了努力学习、向大家传播新的科普知识的意义。

医疗的目标：提高民众健康水平

我们暂未能得知，肆虐多年的新冠肺炎疫情何时可平，但我们不得不开始做好准备，抱着最坏的打算行最大的努力。所以，无论是从疫情考虑，还是从未来医疗体系的发展考虑，提升人民的医疗知识、就诊观念、医患关系的三条"船"需要起航了。

原本晦涩难懂的知识，在多年的发展中，因为传播工具的限制往往局限于某一属性的人群。如今，传播途径呈指数式增长的同时，它的受众更应该逐渐普及。借助互联网的普及、便利与共创共享的特点，将已经成熟的系统化、专业化的医学知识，借助众人之手，变成高利用率的正确知识。

相信不断探索的医学科普之路，未来一定会非常精彩，会逐渐演变出各式各样的线下脱口秀、线上视频，使医生和患者之间的距离越来越近。

健康科普，我们一直都会在路上。

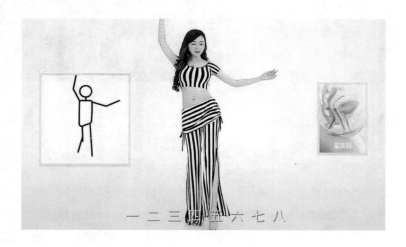

职场健康版块 ■■■

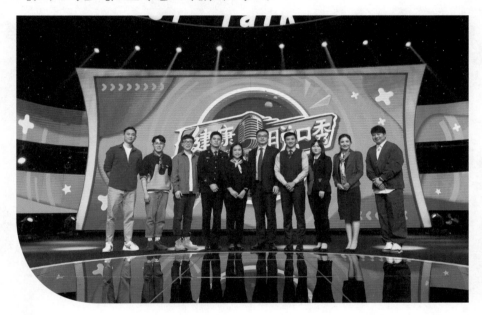

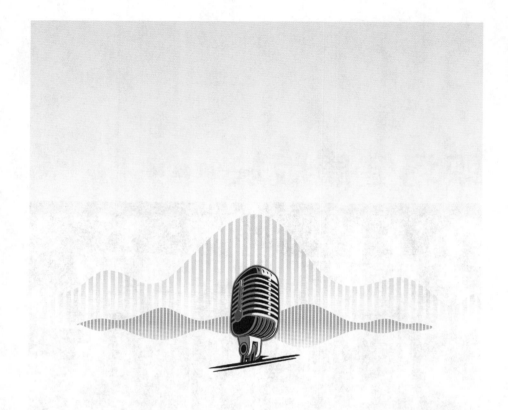

防止职场颜值内卷，
脱离以貌取人

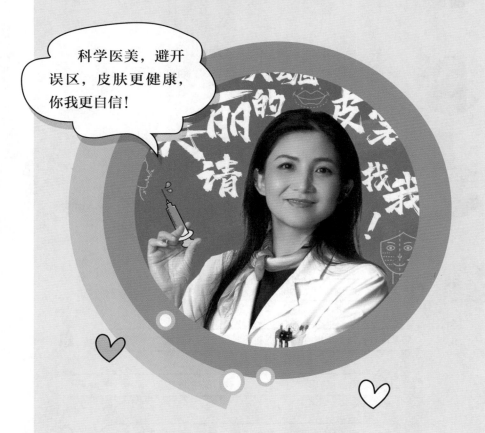

邓 丹

上海交通大学医学院附属新华医院皮肤科副主任医师、博士

上海首届《健康脱口秀》二十四强选手

曾获"中国瘢痕之星"全国案例大赛亚军、上海市青年医学科普
能力大赛"优秀科普文章"等奖项

评委点评

　　爱往往是不稳定的,但心总是在跳的。邓医生开讲时,场上场下互动频频,使得脱口秀超级热闹。

——崔松

　　我虽然认为原装的才是最好的,但是真有什么需求的话,美女医生给了我们很大的信心。爱美之心人皆有之,大家也会接受医美的。

——贾晓岚

　　从脱口秀的角度来说,邓医生敢于拿自己调侃,这种自嘲的分寸感拿捏得特别好。

——黄奕

网友互动

 杜玉敏:有庞博的那种感觉了。🤭

悠艺思社:拿捏精准到位,邓医生是被医美耽误的脱口秀演员。

 晓凤:尽善尽美的代言人,皮肤科医生的典范。👍👍👍👍

DR.SUN:最美邓博士,自信、从容、优雅。🌷🌷🌷

 心净思远:准备带孩子找邓医生做手术,看到这节目,好感倍增。😊

YANGYANGYANG:邓医生跨界成功,为您点赞! 👍👍👍

听说过医美吗？我美吗？对，我就是从事医美工作的。通常我这么说呢，人家就会说"像的，像的"。然后我继续说，平时主要做双眼皮、眼袋、热玛吉、光子嫩肤、除皱、瘦脸……哎呀，朋友们更会迫不及待地围过来："邓医生，您看我哪里可以动一动吗？"您看，做医美还真需要颜值在线，怪不得大家以貌取人。

（纯享版）

（短片）

扫描二维码，观看视频

其实在职场，以貌取人也是经常发生的。

比如在警界，看我们黄奕警官一身正气，给人满满的安全感，他说什么我们都相信，为什么会这样？答案就写在脸上，看：浓眉大眼国字脸，鼻若悬胆不斜不偏，左右脸对称，一个字——"正"。

再看我的同行崔医生，其实您为什么不做医美呢？可惜了。

在我们医美医生之间也有鄙视链：开双眼皮的患者遇到丹凤眼的医生，勉强还能接受，但要是去看痘痘，你会找一个满脸也是痘痘的医生给你看吗？想去种头发，你会相信一个头发掉得比你还厉害的医生吗？

哎，大千世界无奇不有。我有个男同事，年纪轻轻头发掉了一大半，脑门贼亮，可他偏偏是个看脱发门诊的医生，门可罗雀啊！谁会去找一个比自己还秃的医生看脱发啊？同事急了，得想办法。到底是"聪明绝顶"，回家找了一张自己年轻时候光头的照片，就放在诊室。病人一看，哎哟，头发比以前多了！就找这个医生。

职业形象很重要吧！

也难怪，越来越多的人早早就开始关注外貌。我一年当中什么时候最忙？暑假！高考结束，很多父母带自己的孩子来看青春痘、做个双眼皮，漂漂亮亮去上大学，以此作为人生第一份美丽的礼物；还有年会前，金领高管就往我这儿跑，这边调整一下，那边再垫一下，为了在业绩排行榜上再多加几分。这些都可以理解，但

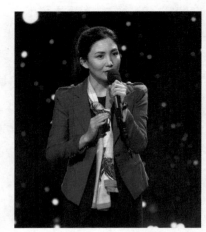

有的却让我们哭笑不得。

有个妹子，一米六七的个子，明明已经瘦到八九十斤，还要来抽脂！叫我抽啥啊？您真要瘦成一张 A4 纸吗？我都恨不得给您充填一点脂肪，对于这种求美者，果断拒绝。

还有一种，属于办公室内卷：你买了一个包，我也得买一个；你做了医美，我也得做。这不，又一个妹子过来，肤质吹弹可破，要做皮秒、热玛吉。这要是做了，浪费钱还没效果，怎么体现我高超的技术？不行，还是果断拒绝。但妹子不肯，说办公室里的姐妹都做了。人比人急死人，你追我赶，朋友圈显示"人在北美"，实际上"人在医美"。

说完妹子说大叔，你们以为大叔的保养单靠一杯枸杞茶吗？不，不，不，大叔的审美，你们永远领悟不到。

这不，有位先生五十来岁了，长着光头强的脸，非要整成黄奕警官的样子。这可能吗？就算是我们帮您做到无限接近黄警官的样子，那也是伤筋动骨大工程啊！先是费钱，好比装修，人家两室一厅，你这是要搞三层楼的别墅。别说过程中的各种痛苦、并发症，就算到最后终于满意了，变化太大，亲朋好友都不认识了，六亲不认，黄奕警官也找上门来了，麻烦更大了。

又来一位做生意的老板，要求把自己的一颗痣挪个地方，从脸的左下部移到右上部。他说，最近生意不好，这是大师讲的，"移痣"可以扭转命运。这能行吗？这痣经过刺激，是要发生病变的。这要是做完手术跑出去，人家一看，哎呀，这颗痣怕是晚期了，都"转移"了啊！

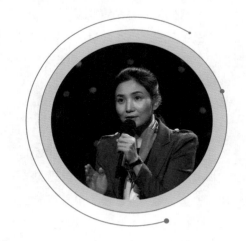

我们要科学医美，因为美是多层次、多维度的。我们帮您变美，是为了您更自信，自信本身就是一种美！比如我今天来讲脱口秀，我不擅长，但我很自信，你们说我美不美？

科普很容易？非也！

与艰深的科研相比，科普会被认为相对简单。而事实真的如此吗？当然不是。回答"是"的同学，要么是特长生太优秀，要么可能还没有真正深入其中。所谓"外行看热闹"，旁观别的专业总觉得新鲜好玩，若作为谋生手段或职业，反复打磨、精益求精，就不那么轻巧了。科普便是如此。

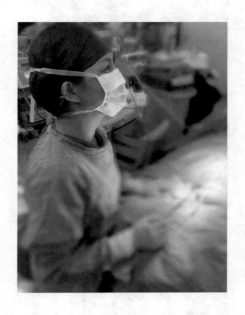

医学科普的特殊性在于，既然是医学就必须要专业、严谨，因此要严肃。但同时，科普不能太晦涩，八股文、教科书肯定不行，还要善于使用新媒体、新概念、新形式，结合新热点、新形势。以往的严肃科普常常无法吸引大众，虽然深知其重要，必须学习，但学起来味如嚼蜡，甚至很多只有在医生圈或很窄的圈子里有受众，缺乏趣味性和大众可传播性。

此前，《人间世》《急诊室的故事》刷新了人们对医疗行业的认知，没有渲染修饰，娓娓道来的记录触动人心，就是因为"接地气"，真实。抖音、小红书、微信公众号上很多优秀的推文、短视频也越来越火，易懂、有料、幽默等元素功不可没。

说起幽默，自然想到脱口秀，太好玩了！但是从来没有过健康脱口秀。回想起来，因为这种表现形式太难把控，让专业演员来讲吧，少了医疗的初心；让医生来说吧，既难"脱"又难"秀"。因此，当"校长"王彤处长和"空姐"周荃（节目制片人）老师召集我们首批同志召开启动会的时候，我们既觉激动、新鲜、好玩，又觉难似蜀道。

说实话，完全生手啊！我所能极目的一丢丢自信就是大学文艺晚会上讲相声获奖，然而这对于步入中年的我而言，已经太过遥远。看到姚乐同

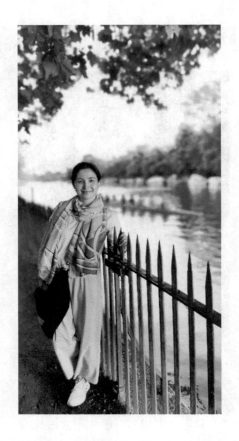

学和戴恒玮同学上台演示的时候，真有一种置身事外，与自己毫不相干的感觉。从第一次听说磨稿、领笑，想着还不如让我回去看门诊、做手术，到跌跌撞撞出稿件、拍宣传片、排练上场，一伙最容易"放鸽子"的医务人员居然能凑齐时间把这件事情给做成了！组织几十个人有多不容易？要知道，搁平时，就是聚一次餐都不大可能到齐。

《健康脱口秀》播出后，用"校长"的话说就是"想到了会火，但没想到会这么火。"的确如此，在医院工作多年的我，第一次被电梯阿姨"广泛认识"："哎，你是邓医生吧？你们的脱口秀老好'白相'（沪语"玩"的意思）噢！"做科普多年的我，第一次收获这么多粉丝，去会诊的路上，接诊医生惊讶："呀，是你呀，邓医生！"我赶紧解释今天不是摆摊，是来看病人的；勤勤恳恳做"螺丝钉"多年的我，第一次在医院的"春晚"被领导点名出节目，再现《健康脱口秀》的舞台风采；与娃斗智斗勇多年的我，第一次收获娃的五体投地，自觉要求写作文（帮忙准备稿子），尽管人家早就跟着老妈在移动电视上做科普群演；保持严肃、严谨、认真看病多年的我，第一次被病人调侃"没想到邓医生还很幽默哎"，傻傻分不清这是夸，还是怨，"本美"之前有这么不苟言笑吗……

如今，《健康脱口秀》走上了学习强国平台，走进了方舱医院，走入了寻常百姓家，在欢声笑语中让更多重要的医学知识传播着。这是一种精神、一种能量，能够参与其中，深感荣幸，愿继续努力！

想你的夜，
别让隐形眼镜陪你过夜

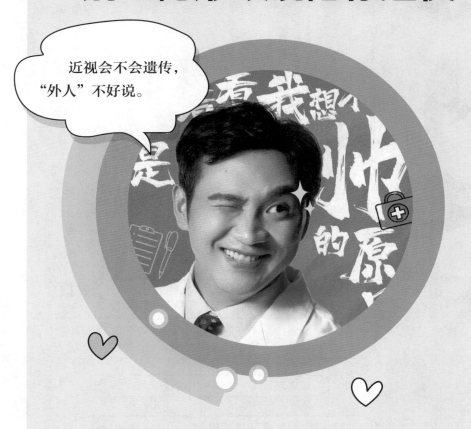

舒秦蒙

复旦大学附属眼耳鼻喉科医院眼科主治医师、博士
上海首届《健康脱口秀》十强选手
曾获精诚奖——2021首届医生科普大赛（上海）三十强选手、"朗视界，沐光明"全国眼科医师英文病例演讲大赛上海东区第一名等奖项

**评委
点评**

舒大夫抓住了一个重要的且对女生是致命的打击点——蔫坏，我也非常喜欢他蔫坏的风格。我向您学习！

——崔松

看不清医生的脸，模模糊糊、雾里看花，所以只能说："声音真好听！"

——贾晓岚

脱口秀的重要元素就是自己的代入感。舒大夫一上场，让人觉得有点"蔫"，万万没想到，后面和空姐这一段的"火力"太猛了。

——黄奕

**网友
互动**

小何："他甚至还有一些头发" 这句就很灵性了。

Dengxiang：大夫中好看的不少，幽默的不少，口才好的不少，声音好听的也不少，但是同时具备这些优势的不多。

王晓云：小舒大夫的声音是真好听呢！

宝宝：被眼科耽误了的脱口秀冠军。

海流：我更赞叹舒医生淡定的精神世界和负责的工作态度。

艳子：给我们眼科亮眼了，嗲！

我就是我：学霸、颜神，还幽默，圈粉啦！ 👍

一说到医院，大家的印象就是"人多"。确实，在寒暑假，都是家长组团带孩子来看近视，爸爸妈妈、爷爷奶奶、外公外婆一起"上阵"。

"医院病人多"带来了两个很神奇的现象：一是候诊区里家属比病人多。例如 100 个病人就有 300 个家属。这种感觉像什么？就像是去了一家餐厅，100 个人在吃饭，还有 300 个人在看这 100 个人吃饭。二是医生要重复回答问题。孩子妈妈问："这个近视会遗传吗？"我回答了一遍。孩子外婆也问："近视会遗传吗？"我又回答一遍。碰见孩子爷爷了，我又回答一遍。他们很满足，而我总感觉，他们是为了回家以后对答案。

那么，近视到底会不会遗传呢？会的。

近视是个多基因遗传病，你不知道哪个基因起最主要的作用，有很多因素会导致这个多基因遗传病，它真不好说。当中最主要的一个因素就是"我毕竟是一个'外人'"。

孩子爸爸说："大夫，你什么意思？"我说，有些情况我不好问，就比如"这个孩子……他是不是你们亲……自逼着他半夜做功课啊？"

孩子妈妈说："大夫，你说得太对了，但这也不是遗传啊。"我说："那我就要再问了，你是不是偷偷背着他爸爸……去做了激光手术啊？"

我看你们笑得这么开心，我觉得我应该把"遗传"讲清楚了。

说完孩子，再说说大人。大人有一个近视眼"重灾区"：程序员。

程序员确实惨，眼睛不好，头发少。一天，有个程序员来我门诊看病。工作原因老盯着电脑看，又在空调房里，时间长了眼睛又干又痒，还充血，有点结膜炎。我给他开了润眼的人工泪液，他觉得还行，后来就没再来看病了。

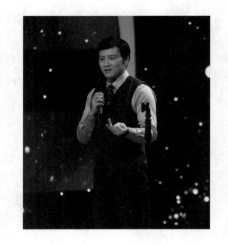

下一次来是两年后，他被家里人扶着来的，看不清东西，检查一看，角膜都糜烂了。他家里人说是点眼药水点的，我吓了一跳，心想，我专门开的是没有防腐剂的人工泪液，怎么会点成这样？

原来他买了网红眼药水，点起来老舒服了，每次眼红，一点就退了，一点就点了两年。肯定舒服啊，为了增加使用体验，网红眼药水里什么都会放进去：肾上腺素可以收缩血管，眼红当然退得快；眼痛，里面有抗炎成分，一点正好不痛了；还有薄荷醇，一点冰冰凉，好舒服啊。但是眼药水的成分一多，对角膜就不友善，角膜就烂掉了。他追悔莫及，我对他的情况也十分痛心，他是个多么年轻的程序员！他甚至还有一些头发！

后来，我的门诊又来了位空姐，非常美，还是某航空公司的"空中天使"。但我不为所动，因为我心中只有专业素养。

空姐因为经常戴隐形眼镜，角膜发炎了，眼睛又痛又看不清楚。我说："这很常见，你要经常戴的话，就选择透氧系数高的，表面含水量高的，不容易形成蛋白沉淀的，然后定期更换，再适当用点眼药水，很快会恢复的。"她说："医生，我已经很注意了，但还是发病了。我还有没有更好的选择啊？"

说到这里，大家都知道，是时候植入广告了！但我不会，因为根本没人认识我。所以我只好拿出我的专业素养，给了她专业的建议："要么换一个工作吧！"

她说："大夫，我的工作挺好的，要不，给我一些可操作的建议，能给我换一只眼睛吗？"我说："你要么换一个大夫吧！"

话是这样说，其实后来的治疗效果还是挺好的。空姐每次来都夸我"医生，你看病真好""医生长得真好看，声音还这么好听"。我就说："哈哈哈，怎么这么说……哈哈哈，我有吗？怪不好意思的！"

最后一次复诊，她的视力恢复到1.2。她很高兴，站在门口说："大夫，你看病真好，你让我又看清楚了……你的声音可真好听！"我好难过——难怪女人都爱这么说："我当初真是瞎了眼！"

我们领导就不一样，他始终相信自己的眼光。这次我跟领导汇报说，我要去参加《健康脱口秀》了。他说："你是个有才华的人，我看其他人都不行，我相信我的眼光。"我看着领导自信的眼神，又抬头看看咱们医院的大招牌（眼科）。我觉得要说实话，就安慰领导说："就算我第一轮被淘汰，其实也没啥，因为没有人认识我。"领导说："你说得对！对了，你叫什么名字啊？"

（纯享版）

（短片）

扫描二维码，观看视频

让专业素养走到患者心里去

在《健康脱口秀》的舞台上，我用搞笑的语气说了一句比较认真的话："我的心中只有专业素养。"

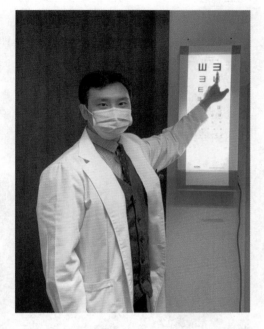

当然，专业素养本身不是开玩笑的。我们学医这么多年，就是希望能利用专业素养真正解决一些问题。但是从我自己的角度来看，预防问题比解决问题更为重要。比起救火，防范火灾对于减免损失、避免悲剧的意义显然是更大的。

医护的工作领域不能局限在医院里，应该让更多潜在的患者意识到健康的重要性，让他们了解一些常见的、浅显的医学知识。不过，医学知识的普及还是很有难度的。我们要让患者充分理解自己的思路，破除"知障"和壁垒的难度不小。迈克尔·波兰尼把人类知识分为显性知识和隐性知识。前者所描述的是能通过书面文字、图表、公式加以表达的知识，换句话说就是咱们所指的专业素养。对于显性的医学知识而言，纵深性太强，很多内容单纯依靠文字描述是很难让大众理解的。而隐性知识指人类知识总体中那些难以靠书面文字传达或表述不清楚的知识，例如疾病带来的感受，患者对健康管理的预期，对未知事物的恐惧，等等。这些心理的来源如何，我们又该怎样去体会，怎样去消解，也是医护们需要掌握的知识。从另一方面说，这些问题不好好解释，会让患者陷入健康谣言的漩涡之中。

亲历《健康脱口秀》这个舞台后，感觉像经历了一次洗礼，不但表达了自己，也探索出适合自己的表达方式。《健康脱口秀》把显性知识和隐性感受这两方面很好地结合了起来。每位选手都有直观、具体、形象的自身特性，很好地弥补了纯文字化描述的短板。而且，我们来自不同的专业领域，每个领域的话题延展性又截然不同，可以使不同的隐性知识得以用不同的显性化方式表现出来。平时严谨的医护工作者，经过精心雕琢、细致打磨后，在舞台上呈现出妙趣横生的表演，结合专业的医学知识，不但在拓展观众的知识边界上有所助益，也能让观众在欢笑声中缩短个人理解时间，趁着欢乐的情绪，让知识在脑海里找到附着点，这就是寓教于乐。用脱口秀来传播知识，还有比这更棒的吗？

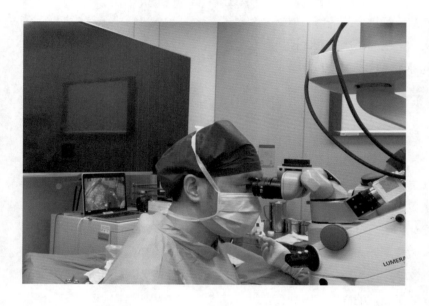

我们常说，在健康的长征路上，科普是铺路石，我们就是铺路的人。长征不能说轻松，但是总有能轻松的时候，就让《健康脱口秀》带着我们，在笑声中铺路吧！

熬夜，竟是神经病和免疫病的罪魁祸首

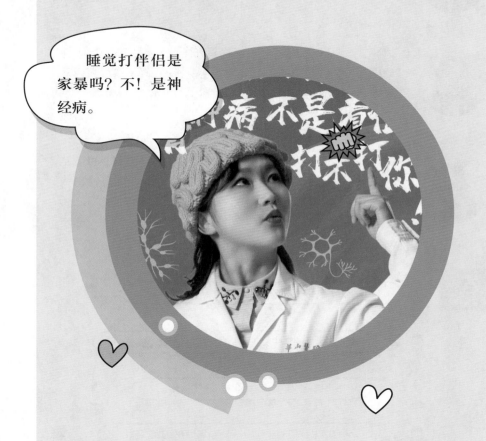

睡觉打伴侣是家暴吗？不！是神经病。

王剑虹

复旦大学附属华山医院神经内科副主任医师、博士

上海首届《健康脱口秀》二十四强选手

曾获上海市卫生计生行业青年五四奖章、上海科普教育创新奖二等奖等奖项

评委点评

　　每天半夜被一个女神经病学博士打赏、关注、阅读、唉呀，这个感觉真的挺爽！

——崔 松

　　听医生讲脱口秀，使我颇有代入感。我们家的"小神兽"也是这样：其一，不肯早睡；其二，睡了以后还说梦话。我要求加微信好友，好好咨询一下小王医生。

——贾晓岚

　　老婆说老公梦中把她打到床底下了，那很有可能是一种病。王剑虹医生在脱口秀里的科普点讲得特别清楚，今天学到不少，向你学习！

——黄 奕

网友互动

蔷薇花开：神经内科的医生原来也会搞笑啊！　

　SSD：大学的学生会主席！才女。👍👍👍👍👍

张小娜：记住了，华山神内找小王医生！　

　Sunmei：为我们的老同学打call，实力在线噢！

　心宽体胖：看了这期脱口秀，今晚安睡到天明。

杨柳2020：喜欢这样的医生，有才+知性。

神经内科哪家强？华山"神内"找小王。

神经外科哪家强？华山"神外"找院长。

我是一名女神经病学博士，神经病还用学吗？不是发就好了吗？是的，我发了，发表了很多学术论文，终于取得博士学位。所以，我必须澄清一个误区：精神障碍属于精神科，而我们神经内科看的是"中风"、癫痫、"帕金森"、痴呆、偏头痛、三叉神经痛，等等。我曾经以为探寻大脑疾病的奥秘挺难的，工作以后才知道，进了诊室，面对病人和家属，那才是更难的！

有一对夫妻，男的是位高管，这天，他们是打上了我的门诊啊！

太太：医生，快给我老公治治，治不好，我要离婚！

丈夫（理直气壮）：我根本没病，你别作得太过分！

太太：还没病？你让医生评评理。夜里睡觉，先是"哇啦哇啦"把我叫醒，我刚凑过去，迎面一拳！我捂着脸还懵着呢，直接就被踹下了床！

丈夫：我在做梦训下属呀，他听不进去，我一急么就上脚嘞。哦，怎么踢的是你？

（纯享版）

（短片）

扫描二维码，观看视频

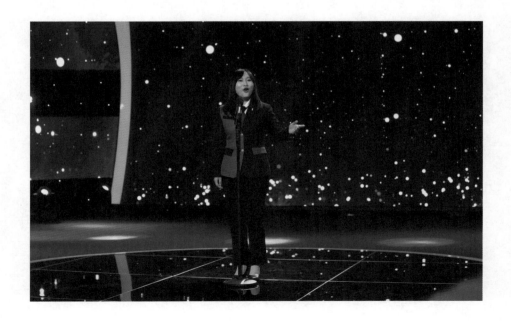

49

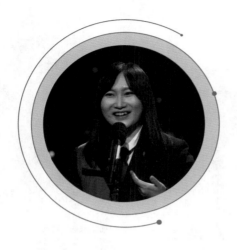

我：我明白了，你们还真是走对科室了。

太太：是吗？他真是神经病啊？

我：这种病呢，叫快眼动睡梦期行为障碍，俗称"梦动症"。我先开个检查单，确诊后再服药，可以控制症状。遇到类似睡眠问题，记得求助神经科，不要跑错地方去了民政局哦！

这只是睡眠疾病中的一小部分，大部分白领是因为失眠而找上神经科医生的。您看看这位——

家里的"小神兽"终于睡着了，迎来了我的自由时间，我先刷刷剧吧！11点多了，哎呀，崔松老师的公众号今天更新了没？喔唷，他自己住院开刀啦？怎么回事？这个医患故事精彩，精彩！点赞，打赏！哟，12点多了，不行，公会"任务"还没完成。对了，今天还有套"皮肤"要换了，开一局吧！胜利，啊？都到1点啦？

哎，你们是不是也经常到这个点？这也是你们的日常吧？

这就是很多白领的常态：除了睡觉时间不想睡觉，其余时间都想睡觉。很多人知道熬夜伤身，却舍不得跟今天告别，晚上视死如归，早上长睡不起。

有人反驳我：我熬夜不是玩手机，是因为晚上有灵感，工作效率高！这其实是熬夜之后白天犯困、补觉，然后晚上愈加精神的恶性循环导致的。

大量研究表明，熬夜不仅是神经病，还是免疫病甚至癌症的罪魁祸首。别再"敷着最贵的面膜，熬着最深的夜"，真可谓"别看现在耍得欢，迟早让你拉清单！"

还有人反驳，有知名"黑眼圈医生"经常深夜发文啊；某知名演员说，每天少睡一小时，怎么啦？他们都能白天不困，精力充沛地工作，你能吗？人比人，气死人！诺贝尔奖已经证实了遗传性生物钟的存在，也就是说，每个人所需的睡眠时间是不同的，健康标准是白天精力充沛。

烹制色香味俱全的"科普大餐"

在遇到脱口秀之前，我开始健康科普之路已经 4 年有余，脱口秀将它推向了一个高潮，也让我回忆起这一路来的点点滴滴。

科普漫画

2017 年，我创办了科普公众号"漫画神经科"。我把病人们普遍关心的问题写下来，加上比喻和漫画，让内容更通俗易懂。门诊病人问起时，我不用再重复回答，直接把公众号二维码给他们，让他们在候诊时或者门诊结束后阅读，既节省了门诊时间，又获得了患者的一致好评。

科普剧

科普剧《大话癫痫》呼吁社会消除癫痫歧视，反响强烈，腾讯视频点击量过 10 万，被上观新闻、"医伍医拾"微信公众号等转载报道。上观新闻的报道中写道：华山医院神经内科的医生们在情景剧《大话癫痫》中，讲述了一名女癫痫患者因为遭男友嫌弃而差点分手的故事，最终经过医生的解答，两人消除误解，重归于好。主题曲《一生所爱》的音乐

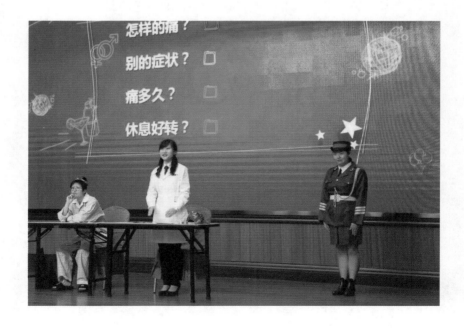

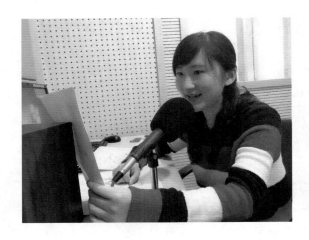

响起，主人公唱出心声：癫痫其实不可怕，可怕的是人们不解的目光。

科普剧《医患同盟训练营》从神经科常见疾病——头痛入手，科普看病常识。东方网、新浪网、"青春上海"、《文汇报》报道：来自复旦大学附属华山医院的科普青年讲师团带来科普小品《医患同盟训练营》，不仅向观众们科普了医学知识，更期望以科普小品为纽带，让更多老百姓了解医生的工作日常，成为医患之间另一座沟通的桥梁。

该舞台剧获上海市科学技术协会第六届"谁是王牌诠释者"赛事活动最佳创意奖、中国医师协会举办的"全国青年医生健康科普演讲大赛"优秀作品奖、上海市医学会举办的第五届"上海市青年医学科普能力大赛"二等奖、第二届"华山医院青年医学科普能力大赛"一等奖。

科普短视频和音频

微视频科普剧《生活小事，头等大事》在上海东方明珠移动电视、腾讯视频平台，以及上海地铁、公交车、楼宇的 6 万块屏幕每天滚动 7 次播出，覆盖 2000 万出行人群；音频在喜马拉雅《五分钟脑健康》栏目中播出，总播放量 14.9 万次。抖音账号"神经内科小王医生"至今仍在更新。

脱口秀与既往科普形式不同，如果科普知识是食材，那么既往的科普形式只用清蒸或水煮，呈现给受众即可；脱口秀还需要用调料，烹制成一道色香味俱全的大餐，才能上桌。当然，因为其层次丰富，受众们对食物——科普知识，也消化、吸收得更好。

动一动，远离职场疾病

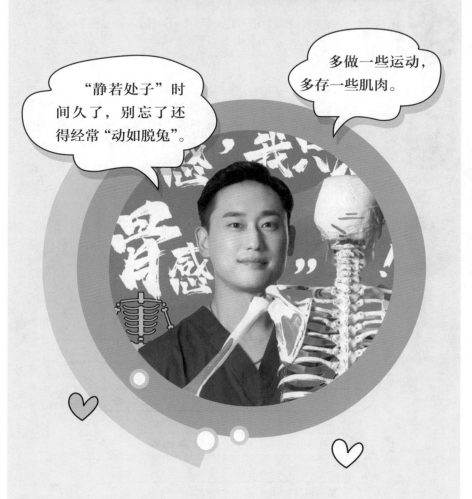

王驭恺

上海交通大学附属第六人民医院骨科主治医师、博士

上海首届《健康脱口秀》二十四强选手

曾获"唯爱伴我行，上海市住院医师科普月月讲"大赛一等奖等奖项

骨科医生用一招一式，解了我的多年之惑。

——崔 松

骨科大夫一出场，我心里就给他亮起了绿灯。如果他在我班里，首先让他做体育委员，形象特别好，身材真挺拔。

——贾晓岚

王医生走出来的时候不像一名医生，像一名特警队员。另外，我觉得他这种表达方式非常有风格，我喜欢。

——黄 奕

网友互动

没有吃饱：之前看《急诊室的故事》，贼喜欢这个医生。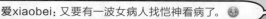

爱xiaobei：又要有一波女病人找恺神看病了。

只若初见：恺哥厉害了！👍👍👍👍👍

黄璐璐LULU：他这个发音确实很美范的风格。

Meiissi：本广东人表示笑了。

浅浅0909：王医生的现挂可以哟！

江湖给我们骨科医生送外号"行走的黑玉断续膏",我们骨科并没有这样神奇的膏药,可以把断骨粘起来,但我们的"武器库"也是相当丰富,不仅有磁导航,现在还有机器人。虽然技术在进步,但是真的可以用到这些设备的人毕竟是少数,大多数人还是会被一些小毛小病困扰。

（纯享版）

（短片）

扫描二维码,观看视频

先来聊聊白领,有人会问:你们医生不也是白领吗?我不是,骨科大夫大多数时间是个"V领"——在手术室穿的是刷手服,但我们看的白领可不少。我发现喜欢练习《天龙八部》里"一阳指"的白领特别多,练完右手练左手,练到两个大拇指都痛得不行,才发现"走火入魔"练成了腱鞘炎。能怪他们吗?不能啊,上班要回工作消息,下了班刷刷微博、抖音,再来几盘网游,大拇指根本停不下来!于是我就指导他们,别光练"一阳指",可以考虑段誉的"六脉神剑"。练了一段时间,回来找我复查。我问,练得咋样,大拇指还痛吗?女白领说不痛了,我一惊,这位"女施主""六脉神剑"能够无师自通,肯定是武学奇才、天赋异禀啊。她说,我换了一个招式,一样好使。我一看,嗨,"蜘蛛侠"啊。

回看这位白领的腱鞘炎,最重要的并不是练习"蜘蛛侠"还是"六脉神剑",关键是能放得下手机。既然上班免不了,下班就要甩甩掉,还大拇指休息的权利。

再谈谈格子衬衫和双肩包爱好者,也就是程序员,他们是"静若处子派"的代表。我一朋友就是,经常一坐就是12小时。他经常腰酸,问我该怎么办。我说,考不考虑多做几回"带薪如厕"?程序员们刚从"996"改革为"1075",他就用"996"时期的加班费买了部车。到了周末,万万没想到,他的屁股只是从单位的凳子上平移到了车的座位上,他奉行的理念是:既然买了车,干吗还要走路?不

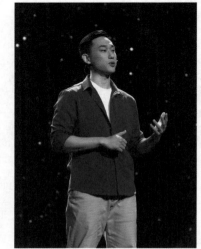

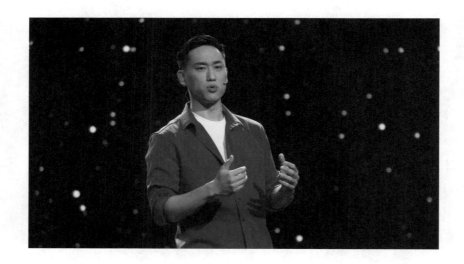

是有点亏吗？似乎有点道理。最近前滩太古里开业，我们相约去领略一下里巷交错的建筑布局。他选择跟着导航开车花整整 60 分钟前往。而我，选择了公共交通，沐浴着阳光，吹拂着微风，一出站，就把观景长廊尽收眼底。当他还在找停车位的时候，我已经逛到了第四层的塑胶跑道了。然后我就在第四层等他给我发消息，打开一看，以为是他发的定位，结果是陌生号码，上面写着："你好朋友下不了车，快来扶他一把。"我这第一反应啊，肯定不是打电话给朋友，而是赶紧拨打 962110，向反诈中心求证这个号码，结果是真人真号。于是我赶忙去停车区，发现我的程序员朋友因为开车坐得太久，腰直不起来了，我只能搀扶着他下了车。这位大兄弟，在车上面花的钱是不亏，亏的是自己的腰啊！

我建议程序员小哥哥、小姐姐们出门多选择公共交通，这样就逼迫自己多走路，既能锻炼，又能观景，两不耽误。"静若处子"时间久了，别忘了还得经常"动如脱兔"。

三百六十行，行行出状元，身为医疗行业的"秀才"，我有义务提醒包括我在内的广大劳动人民：劳动劳动，"劳"与"动"缺一不可，多"劳"多得是中华美德，保障我们的物质生活；但不能忘了"动"，多做一些运动，多存一些肌肉，才是保持健康的秘诀。

拾诊疗趣闻，破谬误谣言，传健康理念

我最早接触到的脱口秀是包括"阿金卡卡""崔娃"等在内的欧美脱口秀演员，对其保留的印象停留在博得一声欢笑，脱口秀的具体内容并未记得多少。当接到上海市卫健委健康促进处和上海教育电视台的邀请时，我怀着惴惴不安、将信将疑与挑战自我的心情参加了电视节目《健康脱口秀》。

本就是个医者，谈及医学内容没有压力。自进入医学院开始，我就在社区、医院、比赛中做过科普演讲，传播健康知识。但脱口秀表演，我是零基础。把医学科普写成幽默的、能够博君一笑的段子，我从未尝试过。面对未知，压力不言而喻，但正是压力，催生了克服的动力。

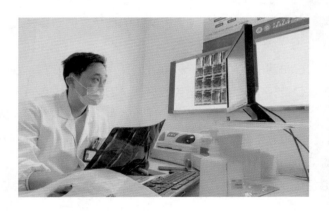

浓缩即精华，磨稿的苦与乐

第一次写健康脱口秀的稿子，没有具体的范文与参考，没有固定的标准化格式。我的目标是将日常收集的谣言、谬论、错误的做法整理成段，再将这些内容具象化、情景化，然后再思考如何将散装的内容以一条主线串联起来。这一树状的写作结构源自平时撰写论文的技巧。利用金庸武侠小说中的比喻，便是将个人喜好运用到脱口秀中的尝试。

化繁为简，去芜存菁，是修改稿件的意义。脱口秀的上台时间是 8 分钟，段落的取舍和文字的精简构成了打磨稿件的主要任务。除此之外，如何让自己的脱口秀给观众留下深刻的印象，而这种印象不仅仅是娱乐，更多的是一份具有回味的思考，成为磨稿过程中的另一主题——打造具有个人鲜明特色的段子。

修改稿件后，需要自己亲口讲述或者表演出来，主办方的"线下开麦"环节给了我们检验自己稿件的机会。这让我体会到，幽默是需要观众和讲者具备一定的共同知识储备或者对于事物类似的看法，毕竟每个人的笑点是不同的，能做到让一半以上的观众在第一时间"领悟"到你的笑点就是成功的。开麦训练后，我更加坚定不能让自己的稿子"低俗化"，即便牺牲一定的观众缘，也要追求附带"知识性"的欢笑。

医者与"秀者"的身份转换

写稿、演讲与脱口秀表演存在很大的差异。平日工作中的不苟言笑，使我在跨界扮演一个脱口秀演员时有些许"吃力"。脱口秀不是表面上的一个人与一个麦克风，能够调动观众的情绪，把文稿的精华贯彻到舞台上才是一名合格的"秀者"。

观看自己讲演的视频，是一种很好的锻炼表演的方式。尝试多次后，我发现自己无法保持轻松自然的表情完成表演。因此，我放弃一人一麦的经典脱口秀方式，决定加入一定的肢体语言，让我的讲述显得不那么生硬，力求增添几分趣味。在得知现场嘉宾的名单后，更是主动改稿，植入"现场挂"，力求完成与嘉宾的互动。

无论是义诊、科普演讲、科普短视频、科普公众号，还是目前新兴的脱口秀，都是我们医务工作者向大众传播健康知识的方式。医者健康脱口秀，拾诊疗趣闻，破谬误谣言，传健康理念，解民众疑惑。脱口秀让我们有机会站在大大小小的屏幕前，面对各行各业、各个年龄层次的观众，放大了医学传播的效应，寓教于乐。医学科普需要走进千家万户，脱口秀是属于这个时代的"敲门砖"。作为医务工作者，需要紧跟时代潮流，谨记自己为人民健康服务的执业理念，把行医与做科普看得同等重要。

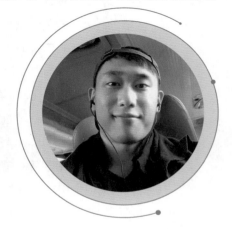

与自己和解，
牙疼不再是病

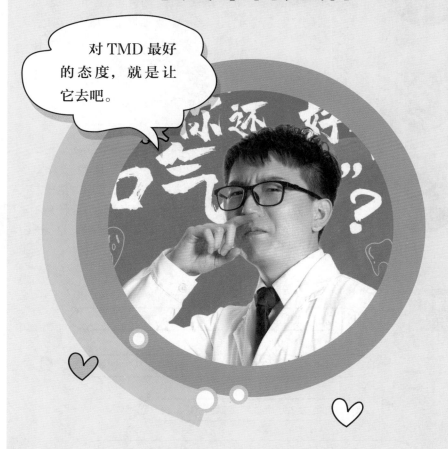

对 TMD 最好的态度，就是让它去吧。

闫恺潇

上海交通大学医学院附属第九人民医院口腔种植科主治医师、博士

上海首届《健康脱口秀》二十四强选手

人民网《人民好医生》做客嘉宾

丁香医生2021年度最受欢迎科普创作者

评委点评

内科医生被人称为"内医"的机会不多，而且还是"TMD内医"。医生是一种比较严谨的搞科研的职业，闫医生能够调侃自己的职业，说出来让大家得到欢乐，让我感到特别高兴。我的牙医跟我说："你口腔里那个洞有点大，有点大。"我问为什么要说两遍，他说："那是回声！"

——崔 松

不瞒大家，闫医生讲到"毛不易"那段，我觉得很像耶！听他讲脱口秀，感觉特别放松。

——贾晓岚

我从小到大最害怕的是牙科医生。当我躺在牙科椅上，听到"呜呜呜"的电钻声，我马上说，我能起来吗？我要离开！我看到闫医生已经看了我三次，我明白他的意思：叫我去看病。我赶快给他第一个亮灯。有这样幽默感的医生在旁边，一定会给看病带来很多轻松的氛围，超级棒！

——黄 奕

网友互动

 口腔协作组：闫博好生了得，高山仰止，景行行止。

欲言HL：有单口相声的潜质，可以考虑弃医从艺哟！

 尚清：大名鼎鼎的"九院毛不易"。

大家叫我Tony老师：我见过闫医生，本人比脱口秀上还好看。

 Winona：脱口秀我只看闫老师的，非他不看。

舟舟：我就有这种毛病，看样子以后要多看《健康脱口秀》，多看看闫医生。

我是一名口腔科医生，也有人叫我牙科医生，或者直接简称为"牙医"。但不知道大家有没有发现，这种简称其实是有点奇怪的，比如我们并不会叫眼科医生为"眼医"，也不会叫骨科医生为"骨医"，不然我很难想象应该如何称呼内科医生。

牙医这个职业很有意思，影视剧里留给我们的印象通常都是事儿少、钱多，形象好、气质佳，长得都和明星似的。今天我站在这个舞台上，主要就是给大家澄清一下：我和上面说的这些统统不沾边儿。除了长得有点像毛不易。

（纯享版）

（短片）

扫描二维码，观看视频

我有个病人，她给我的微信昵称备注就是"九院毛不易"，但经过一系列的治疗之后，她把我改成了"我最害怕的男人"。这种对牙医的恐惧心理，真的很普遍。有人把这总结成"牙医恐惧症"，主要有以下几个表现：总担心牙齿出问题，但出了问题不愿意去看，看之前还要做大量心理建设。总之就是，听到牙医就害怕，连听他说脱口秀都忘了鼓掌。

其实，我和我们很多同行一样，一般都不说自己是牙医，我们更喜欢说"我是一名口腔科医生"。之所以不叫牙医，一是确实不太准确；二是感觉带有"牙"这个字的，都不是什么好词儿，比如：以牙还牙、青面獠牙、鹰爪犬牙，基本上都是"狗嘴里吐不出什么象牙"。

这一点在职场上也常有体现，比如说，身体不舒服，向老板请病假：

"老板，我重感冒，请一天病假，咳咳。""哟，别咳嗽别咳嗽，快把口罩戴起来，回去休息吧。"

"老板，我胃肠炎拉肚子，想请三天病假。""啊，肠炎又犯啦？我说怎么总有人带薪上厕所呢，快回去吧。"

然后你说："老板，我牙疼，想请假。""牙疼啊，这样啊，咱们把今天的

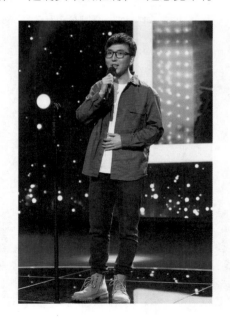

61

工作先完成，然后明天——还是早上 8 点见，好吗？"

你看看，连在"病假圈"，牙病都是在鄙视链的底端。

所以就有朋友问我："闫医生，你能不能给我推荐一种病？可别再是牙疼了，我请假太难了。"这话说的，还是把我们口腔科看得太小了。别说推荐一个了，我给推荐一串儿都行。我们有：正畸科、修复科、牙周病科、种植科、牙体牙髓科、口腔预防科、儿童口腔科、口腔黏膜病科、口腔外科、创伤外科、正颌外科、唇腭裂外科、肿瘤外科。

"说吧，你想要什么病啊？"

"最好是听起来比较厉害的，但实际上也没啥，就是要超出老板预期的，但听了也不会太意外，而且想发作的时候，可以随时发作的那种。"

"诶，你这不就是 TMD 么。"

我可不是说脏话啊，是这个病就叫 TMD。今天就给大家介绍这么一种常见病，全称是颞下颌关节紊乱综合征，英文是 temporomandibular disorders，简称就是"TMD"。张不大嘴、腮帮子发酸、张嘴的时候耳朵前的关节弹响，甚至有时候还会头疼、耳鸣，这些都是 TMD 的表现。尤其是当你工作压力大的时候，或者月底看到账单的时候，症状会更明显。

其实，正常张口度有一定标准，一般人是 3.7 厘米左右。但这个数字太难衡量了，所以我们通常用张大嘴后能竖排放进去几根手指来描述。能放进去三根，基本上就是 3.7 厘米了。

前几天，我给一个患者拔智齿，可他就是张不大嘴。我说："你放松点，嘴巴张不大，我没法操作。正常人都是三指，你这才一指多一点。"

然后他说："医生，我已经很努力了，已经张很大了，我能放进去四指。"

我说："不可能。"

他说："真的可以。"

我说："那你张给我看。"

然后，他横排放进去四根手指……

TMD 虽然听起来挺玄乎，但多数情况下都是紧张、焦虑在作怪，对健康影响不大。情绪调整好，对关节温柔一点，症状就会消失，不用太担心。对 TMD 最好的态度，就是随它去吧。

全民微笑，全民健康

世界卫生组织对"健康"的定义是：健康不但指一个人身体没有出现疾病或虚弱现象，而且指一个人生理、心理和社会适应上的完好状态，生理、心理和社会才是健康的三要素。如果说，平时在医院里的治疗主要关注的是生理层面，那么走出医院、走向充满互动和轻松幽默的脱口秀舞台，就是我们和大家在进行心理和社交的沟通；如果在医院里治疗的目标是解除疾病困扰、治愈一个个患者，那么在这个脱口秀的舞台上，我们的目标则是全民微笑、全民健康。

我是口腔科医生，在传统印象中，这是一个非常"靠操作"的科室——医生不会像内科查房一样跟你聊东聊西，也没有外科手术前后的嘘寒问暖，而是上来就治，有蛀牙就补、有烂牙就拔。我们有些同行只聚焦于生理层面，甚至只聚焦于一张嘴里的 32 颗牙。

这种现象和观念是需要改变的。平时，我在门诊时会和患者们开一些玩笑、讲一些段子，我觉得这是非常有必要的。人们总是忧心忡忡、惴惴不安地迈进诊室，我希望他们走出诊室时，不仅健健康康，还要开开心心。但相比于讲，我更多的时候是听，倾听他们的诉求，倾听他们的故事。一名优秀的医生应该知道，他所面临的不只是疾病，还有鲜活的患者；不只是病情，还有背后的故事。

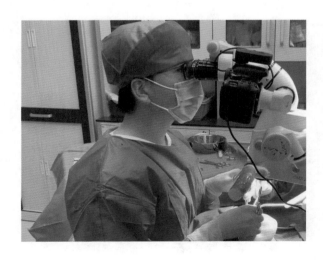

上周有个患者来找我看牙，是一位 40 多岁的姐姐，说"想装假牙"，是我一天四五十个门诊病号里最平凡、最常见，甚至有点无聊的诉求。脱下口罩后我发现，原来她以前是唇腭裂患者，右鼻塌陷，上唇尽是瘢痕。

检查上唇时，她说："医生，小心点，我这里刚拆了线。"

我说："什么，你才做的手术吗？"

她说："是的，因为小时候没钱。"

唇腭裂的相关治疗，通常都是在小时候完成的，除了早期手术会有更好的效果外，也是为了避免长大后遭受别人异样的目光。

接着，她向我讲起她的经历：从一个贫困的小山村考上 985 大学的英语专业，并辅修了法律；在多个大公司的笔试中取得第一名，但进入面试后全部被刷；曾步入婚姻，遭婆家嫌弃，离异后独带一子；进入制造业做国际采购，多年来每天和各种机械设备打交道；现在她自己创业，成立了一家设备公司，成为老板，实现了财务自由。

当她微笑着把自己的人生画像呈现在我面前时，我非常震惊：唇腭裂患者去学外语是什么概念？大概相当于小儿麻痹症患者去踢足球。一个遭受了半辈子歧视和不公的人，心态没崩、事业没崩，还能这么乐观地去接受治疗。

"我现在想好好修复一下我的嘴唇和鼻子，弄好后想再矫正下牙齿，我觉得我也可以很漂亮。"

"你已经是我今天见过的最美的人了。"

我不知道看《健康脱口秀》这个节目和这本书的你有着怎样的故事，但我希望你也能成为更美的人。

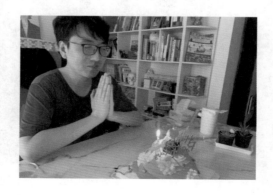

拒做"打坐人"，
健康永在"腺"

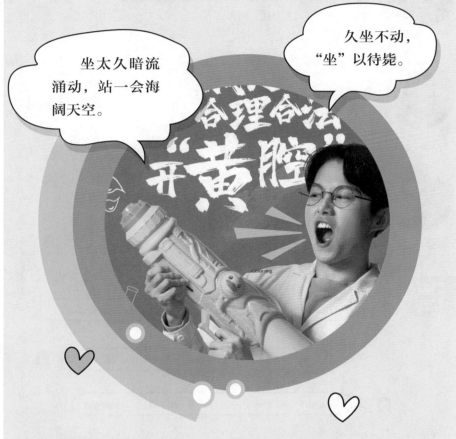

邹鲁佳

复旦大学附属华山医院泌尿外科主治医师、博士

上海首届《健康脱口秀》十强选手

曾获中国健康科普创新大赛"科普视频十佳"、精诚奖——2021

首届医生科普大赛（上海）十强选手、上海市青年医学科普能力大赛

三等奖等奖项

评委点评

邹医生表演的第四个对话里说的问题，不是男友拒绝回家，而是他没时间陪女友。如果前列腺不多动动，也会出问题的。用中医学来解释"坐以待毙"这个"梗"：前列腺以通为用，如果不动，它就会堵，就会出问题。

——崔 松

男科医生的"梗"很硬核，让人"笑不动"。

——贾晓岚

我要站起来点评，我要告诉邹医生，我平时的工作也是以站为主。邹医生的内容，实际上很敏感。但是通过这样一种幽默的方式来科普，让大家听得很轻松、好开心。现在，我能坐下去吗？

——黄 奕

网友互动

 春旺于木：年轻有为，精益求精，加油！！ 👍👍👍👍👍👍

兔兔：幽默风趣，这样的犀利实为少见。🎳

 A.Jessica：邹博士的脱口秀有"梗"有料。👍👍👍

温柔一刀：道出了我们职场人的心酸啊，邹医生才颜兼备。

 大叔：华山的年轻医生好厉害，后生可畏。👍👍👍

Luluandfafa：惟妙惟肖，笑死我了。😁

你知道泌尿男科是做什么的吗？泌尿男科研究的是人体下水道的疾病和健康。今天就从泌尿男科医生的角度来聊聊工作与健康。

工作工作，首先要"坐"。哎，没错，这是一个"谐音梗"。不得不说，"坐"这个动作，和我们大部分人的工作状态密不可分。

然而，坐得太久是一个特别不好的习惯。上海市健康促进中心有一份官方调查显示：久坐不动已经成为"十大影响职业人群健康的不良生活方式"之首。你可能不信：久坐对于我们的影响能有这么大？但我们的祖先很早就意识到了这个问题，并且概括成了一个四字成语，那就是"坐以待毙"。

我在工作中经常遇到"坐以待毙"的人群。前不久，我的门诊来了一位金融圈白领。他跟我说，他有久坐的问题：早晨上班，坐下、起立，上午就过去了；吃完午饭，再坐下、再起立，一天就过去了。我当时内心的想法是：您这哪里是久坐，您这分明就是"打坐"。于是我问他：先生，您的工作节奏很快、强度很大，请问在哪里高就啊？他说：哦，我上班的地方离你们医院不远，就在静安寺。我说：在静安……哦！原来在"寺"里面上班，难怪要打坐了。不过，上班打坐其实比上班打卡要合理。因为对有些人来说，上班的本质就是做一个打坐的和尚，然后"做一天和尚撞一天钟"。

久坐对男性真的是不友好，尤其是对男性的前列腺。你知道前列腺在什么位置吗？前列腺在男性盆腔的最低处。前列腺就是这么神奇，你轻易感觉不到它在身体的哪个位置，而它却总是能出现在一些你意想不到的地方，比如公交站的广告牌、小诊所的宣传单和保健品的说明书。于是前列腺就变成了一个"都市传说"。

一旦一个器官变成"都市传说"，那它就会被蒙上谜一样的营销色彩。比如我们一定听到过这样的广告词："尿频尿急，前列腺有问题！""腰膝酸软，前列腺要舒缓！"这样的广告词，不需要什么逻辑，只要押个韵，就让人觉得是那么回事儿。我也不妨来编两条："头晕耳鸣，前

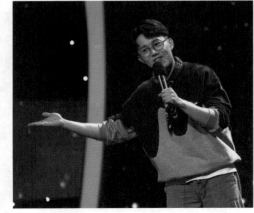

列腺在报警！""月经不调，前列腺在哀嚎！"健康领域里的营销文案，泌尿男科绝对算是重灾区。如果以后遇到了，一定要注意甄别。怎样才能去伪存真呢？不如多听听我的健康脱口秀。"泌尿男科邹鲁佳，守护男士顶呱呱！"注意，这里我也用到了押韵的技巧。

说到这里，这位静安寺的白领就问我：医生，是我的前列腺不太好吗？唉，职场男性对他们的前列腺真的是太差了。而且我发现，他们危害前列腺健康的点和他们在生活中对女性伴侣不好的点非常一致。我总结了一下，危害职场男性前列腺健康的主要有这"四大金刚"：开会久坐、喝酒应酬、加班熬夜、情绪焦虑。

再来看看职场男性是怎么对待他们的女性伴侣的。

"宝宝，我刚才有急事，打你电话怎么不接啊？""我在开会，开会怎么接电话？"——开会久坐。

"亲爱的，晚上去吃上次看到的那家餐厅吧？""晚上要陪客户喝酒，改天吧。"——喝酒应酬。

"老公，等下你下班，正好儿子补习班下课，你去接一下？""今天加班很晚，你去你去。"——加班熬夜。

"哎，你最近对我的态度怎么这么差？""我白天开会，晚上加班，还要应酬客户，我养家糊口容易吗？"——情绪焦虑。

你看，是不是一模一样？各位女性朋友，我不清楚你们伴侣的心在不在你们身上，但他们的前列腺应该是跟你们站在同一阵营的。因为有句话说：敌人的敌人就是朋友。

话已至此，这位"静安寺白领"已经快哭了。他说："医生，你救救我吧！"那怎么救呢？首先得避免久坐。回想一下，以前上学的时候，是不是每四十分钟有一个课间休息，可以站起来舒展一下肢体？那现在也一样，可以安排一些工间休息，站起来舒展一下前列腺。尤其是在开会的时候，忍一时暗流涌动，站一会海阔天空。

最后，祝所有职场打工人——哦不，职场"打坐人"：业绩排名"前列"，健康永远在"腺"！

（纯享版）

（短片）

扫描二维码，观看视频

脱下白袍，脱口成秀

最先接触到"健康脱口秀"这个概念，还是 2021 年初春。

那天下了班，迎着吹面不寒的晚风，我走进了徐家汇的一家脱口秀开放麦现场。我记得那是篇不甚与"健康"有关的稿子，甚至还略带揶揄地嵌入了我的一些疑问：医生护士的形象是理性的，健康科普的内容是严谨的；那么医生护士做健康科普，怎么才能用脱口秀这种幽默甚至充满讽刺和吐槽的手法呈现呢？这种担心在很长一段时间里都使我很抗拒"健康脱口秀"这个概念。

于是，我依然扮演着外科医生的角色，每天穿着白袍忙里忙外。虽然私底下我并不是一个循规蹈矩的人，但出于对职业素养的追求，我还是努力避免将性格里轻松跳脱的成分带入工作场景中。我想，这样的我或许有些割裂，但我的职业人格是统一的。

直到有一天，我和一位从事脱口秀行业的朋友闲聊，她的一番话使我茅塞顿开。她对我说："脱口秀其实是我们去挖掘生活当中的消极情绪，然后用谐谑的方法去消解这些情绪。"听完，我大为震惊：原来脱口秀一直用不羁的外壳把我迷惑了。

医务工作者经历的消极情绪实在太多了，每天都在目睹无数罹患病痛、遭受折磨的灵魂，以及疾病带来的情感、家庭、经济问题。我们常

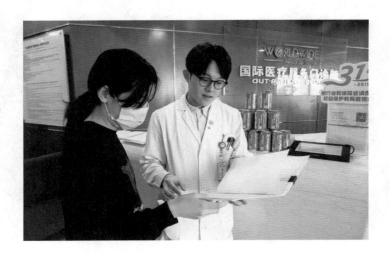

常说，医务工作者应当是"常常去帮助，总是去安慰，有时去治愈"，但是往往囿于能力和时间的原因，无法周全地解除患者的痛苦，甚至治疗本身还会加重他们的负担。不得不说，现代医学技术投射下光芒的同时，也留下一片暗影。

而健康脱口秀为这些暗影提供了一个排解的出口。正如脱口秀演员聊自己臃肿的身材、平凡的样貌、破碎的婚姻、窘迫的家境，这些听起来都是不愉快的主题，但通过自嘲的语气、巧妙的隐喻，消弭了这些不愉快的消极情绪，完成了自我平衡，与现实和解。而在健康主题的脱口秀中，我们要消除的往往是那些有悖健康的言论和行为：骨科医生口中的"树上挂着大爷大妈"直指错误的颈椎锻炼方法，口腔科医生从老公口气的"前、中、后调"中分辨出不良的饮食、用牙习惯，营养师在家庭日常烹饪习惯中挖掘出传统饮食模式的鄙陋。而我作为一名泌尿男科医生，也立足男性视角，探讨男性话题，调笑一下前列腺的"都市传说"，再吐槽一下职场男性的生活恶习。日日身着白袍的我们，借用脱口秀这种俗常的形式，很好地把健康问题的矛盾和困扰用戏谑的调侃掰开揉碎，化解成为笑声和掌声。高高举起、轻轻放下，在松弛的氛围中给大众敲响警钟，促成反思，破除谣言。在这样的情境中，脱口秀的功能与医务工作者的本职达成了完美统一。

健康的主体是人，因此健康的话题总是围绕着我们的生活，密不可分。"喜剧的内核是悲剧"，而脱口秀的内核是运用智慧与悲剧和解。健康脱口秀的尝试，言之诙谐、寓之凌厉，就是对我们医务人员工作的最好补充。

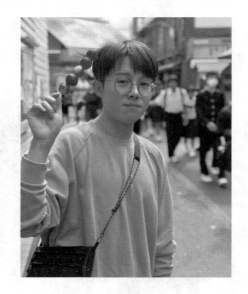

公共卫生版块 ▪▪▪

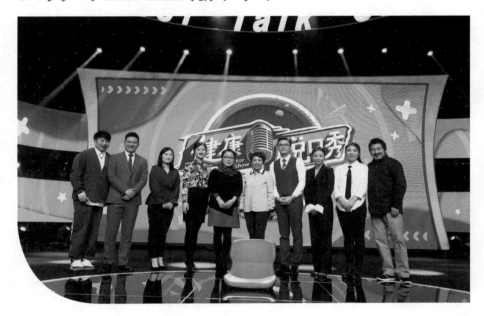

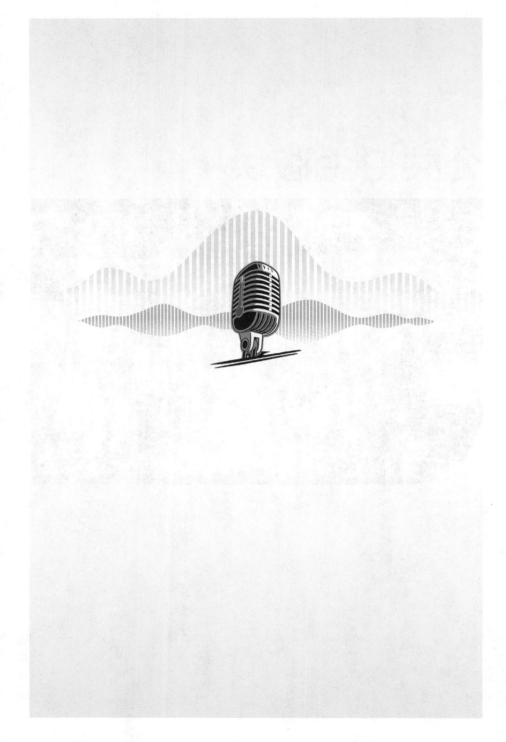

橄榄油不是"神油"

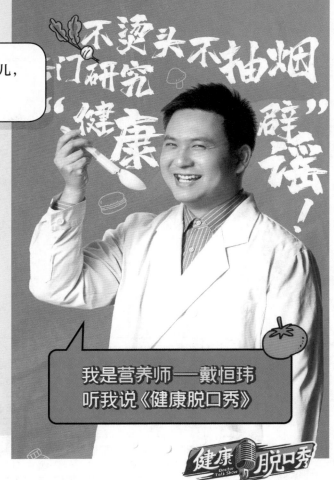

戴恒玮

上海市健康促进中心健康传播部中级营养师

上海首届《健康脱口秀》十强选手

曾获全国青年岗位能手、全国健康传播金牌讲师大赛十强、中国健康科普
创新大赛"十佳科普演讲达人"、全国健康科普能力大赛一等奖等奖项

评委点评

他围绕橄榄油做足文章，而且是全方位地解读，这点特别好。因为脱口秀要让人听懂，不光通过你的语言，还要通过你的体态、你的动作，来给大家更为印象深刻的信息。戴医生抓住一点，全方位演绎，非常成功。

——吴 凡

重点突出，从头到尾说了一件事——橄榄油，基本都说透了。而且用适度夸张、首尾呼应的方式，表达得特别好。搓衣板这个"梗"贯穿始终，我记住了。

——曹可凡

橄榄油真的不太适合炒菜，是吧？哦，可以凉拌，那有救了，今天涨知识了。

——李 诞

 网友互动

脑壳王医生：我宣布沈腾上海分"腾"现在、立刻、马上出道。👍👍👍👍👍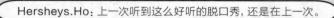

Hersheys.Ho：上一次听到这么好听的脱口秀，还是在上一次。

 周龙珠：很有正能量的营养健康科普👍有趣、有意义的科普播散到一定范围、层面，其效益、效率不可估量！🙏

Tonghe：幽默是智商的表象，有趣的灵魂才是智慧的核心。😀

 Lillian：估计看完，丈母娘要下单新的搓衣板了。身为上海女婿，朝不保"膝"了呀！😭😭

| 参 | 赛 | 作 | 品 |

上次比赛结束后，许多网友都很关心我，在视频下留言：那位编排自己丈母娘的选手，还能活着参加下期节目么？让大家失望了，我还活着，还健在。其实丈母娘对我的表现还很满意，特意送了我个礼物——一块搓板，还是红木的，每天用它洗好衣服后，再给膝盖做个"理疗"。你别说，红木的跪起来就是丝滑！

（纯享版）

（短片）

扫描二维码，观看视频

上次我唱了一首关于橄榄油的歌，也是写给我丈母娘的。起因是她突然买了好多橄榄油，两大箱。我都搞不清她要内服还是外敷，这是准备涂在身上跟孙奕波一起练肌肉么？社区夕阳红健美队？

其实，丈母娘是看了广告后买的，她说橄榄油是"地中海甘露""植物油女皇"，营养成分最接近母乳。这可把我给听懵了，哪里来的"女皇"？这是植物油"奶妈"吧？母乳是奶，橄榄油是油，完全不一样的两个东西放在一起，难道这就是"奶油"么？实际上，母乳的营养成分非常复杂，单说其中的脂肪酸就包含了 40% 左右的饱和脂肪酸和 n-3 等多不饱和脂肪酸。而橄榄油的主要成分是油酸，属于单不饱和脂肪酸，营养成分哪里接近了？同时，我们也要有常识。只听说过米汤喂大孩子，有听说过"用油把孩子喂大"这种医学奇迹么？"地中海甘露"喂孩子，就不怕将来早早掉头发、秃顶么？

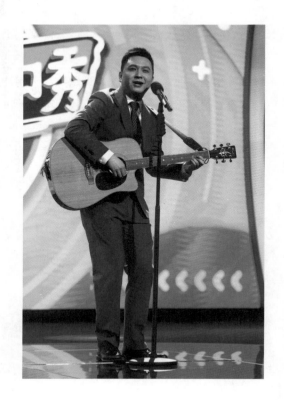

丈母娘又说，橄榄油还有

个优势，就是不含胆固醇，问我是不是真的。确实，这是一句真话，但也是句废话，因为所有的植物油都不含胆固醇。胆固醇其实对身体是有用处的，但你想要摄入胆固醇，和橄榄油商量：你含一些胆固醇好不好？橄榄油只能无奈地说：不行啊，我没有这个能力，那是动物身体中才有的。为什么商家要宣传"不含胆固醇"呢？其实就是利用了老百姓害怕胆固醇的心理。所以，这句广告就好像说：妈，您可真好看，因为您长了鼻子；您可真聪明，因为您长了脑子！丈母娘说：嗯，我懂了，女婿你可真孝顺，因为你长了膝盖！于是，我只能一边做"理疗"，一边给她讲科普……

最后，丈母娘说橄榄油还有个最大优点：能降血脂、降血压、预防心脑血管疾病，具有保健作用。说着还叫来了老丈人，拿出高脚杯准备走一个"交杯油"。我赶紧叫停这波"清炒狗粮"！在食用油中，橄榄油是含单不饱和脂肪酸比较高的，给心脑血管带来的负担相对小一点。但是，所有的食用油都是高热量食品，摄入过多都不利于健康。就好像劝我老丈人不要喝白酒，喝酒精度低一些的啤酒，结果他瞒着丈母娘喝了半箱啤酒，酒精摄入量反而上去了。所以，任何食品不谈摄入量谈健康，都是"耍流氓"。金句就是这么"掷地有声"，就听到"啪"一下，老丈人也跪在我边上了。

《中国居民膳食指南》建议每人每天用油不能超过 25～30 克。"油"和"奶"虽然没有任何关系，但我们不妨用对待奶制品的态度对待食用油：使用和奶瓶一样有刻度的控油壶，挤奶一般一点一点往锅里加油，用吃奶的劲做好控油这件事。同时，母乳的确是宝宝最好的奶，但橄榄油却不是最好的油，因为各种植物油都有自己的优势，换着使用才更健康。

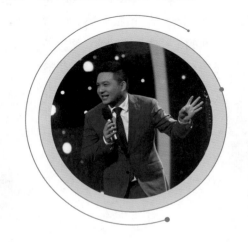

听完我的科普，丈母娘明白了其中的道理，但她却更犯愁了：买了那么多橄榄油，怎么用？我说，还是涂在身上，去参加社区老年健美队吧！她却说：不，还是留给你用，涂在红木搓板上，跪起来更丝滑！

脱口秀，健康科普的"另类大侠"

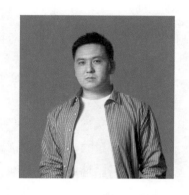

身为一名健康科普"老司机"，我从 2012 年开始从事相关工作至今已有十年了。回望科普的发展，从海报折页到音频、视频，从严肃的讲解到风趣的表演，从几十人参与的讲座到几十万人收看的直播，其载体、形式和传播渠道都发生了改变，取得了很好的成效，也让公众的健康素养有了显著提高。但是，它仍然存在一些"软肋"，辟谣就是其中之一。

健康谣言自古就有，其危害在互联网时代得到了空前放大，如同牛皮癣一样出现在朋友圈、公众号、"相亲相爱一家人"群里。对付健康谣言已然成为医务工作者的重要使命。但是，"造谣一张嘴，辟谣跑断腿"，不仅因为其成本低，更在于它的"动听"——抛开科学和逻辑，完全迎合公众焦点去杜撰。反之，辟谣者就有很大约束，观点要科学、论证要严谨、立场要客观，还需要辅以大量依据，公众往往还没看完就晕了。这就像大侠面对小混混，对方可以偷袭、下毒、劫持人质，自己只能堂堂正正"以武会友"，结果疲于奔命、狼狈不堪。因此，科普界急需一位"另类大侠"。

不一样的"武功套路"

辟谣科普与脱口秀强强联手的前提，就是两者拥有同样的"套路"——寻找荒谬。一般科普是"从无到有"，即让受众从"不知道"变为"知道"，核心任务是构筑"理解"的过程；而辟谣不同，当受众已经有一个错误观念先入为主时，"拆解错误"是更优先的任务，要先破后立。例如，应对谣言"妈妈生气会导致母乳有毒，要喂奶粉"时，一般科普套路会告知受众情绪对母乳的客观影响是什么，随后让其自行分辨真伪；而辟谣则反其道行之，一开始就反问：既然你说妈妈生气时母乳有毒，那么怎么保证牛妈妈产奶时很开心呢？把谣言观点中的荒谬找出来，用反证法予以破解，随后再告知情绪对母乳的客观影响，既有趣又容易让人接受。同样的，对脱口秀而言，最常用的喜剧手法也是寻找荒谬，在一个看似正常的事情中找出荒诞的地方，这种对比越强烈，"笑果"就越强。所以，健康脱口秀并非单纯给科普套个艺术形式那么简单，而是把谣言中的错误找出来让大家"看笑话"，它是一种科普思路的升级，是辟谣手法的创新。

不一样的"内功心法"

无论最终的呈现形式如何，绝大多数的健康科普内核是"说明文"。其优势是比较理性，能清晰地诠释医学知识和健康技能；缺点是代入性不强，情感交流较少。辟谣时，如果只使用说明文就容易产生"道理我懂，但我并不是很认可和重视"的现象。健康脱口秀不然，它采用的文章体裁是"记叙文"，对于人物、事件、情境、冲突等有丰富的描写，代入感更强，能让受众产生强烈的共鸣并加深印象。同时，脱口秀惯用犀利的"吐槽"去抨击人和事，当对象变成健康谣言和不良生活习惯时，能产生"负负得正"的效果。当受众代入了脱口秀的角色，跟随讲者一起"嘲笑"健康谣言时，就在心里认同了讲者的观点。而当他遇到类似的情境时，会更有动力去规避错误，不然曾经嘲笑过的段子就变成了嘲笑自己。因此，从"知"到"信"，从"信"到"行"，健康脱口秀进一步优化了健康教育"知信行"模式，让科普更好地入耳、入心、入行。

不一样的"大侠形象"

健康脱口秀能改变医务工作者在公众心中的刻板印象。由于工种的特殊性，以往医务工作者总是以严谨严肃、一丝不苟的形象示人，有利于提高患者的信任和配合度。但在做健康科普时，却容易产生不真实感，疏远医患距离。而健康脱口秀和其他科普演讲最大的不同在于，讲者不仅拥有职业身份，还要把真实的自己放进故事中，给公众还原一个工作、生活中"完整"的医生，可以是幽默风趣型，也可以是冷面笑将型，甚至是有些"小坏"的医务工作者，而不仅仅是一种职业"脸谱"。

当然，健康脱口秀仍然是"科普大侠"中的新人，还有很多不成熟的地方，包括如何掌握好言辞尺度，让人不觉得有冒犯感；如何平衡好故事和知识点的比例，让人开心的同时能掌握更多知识；等等。这些问题都有待进一步完善。

让心理平衡，与自己和解

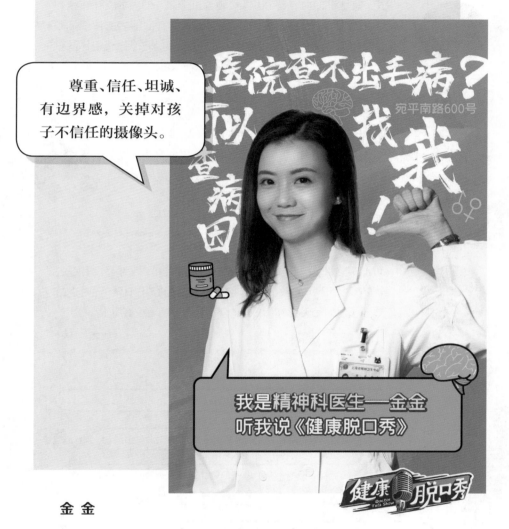

尊重、信任、坦诚、有边界感，关掉对孩子不信任的摄像头。

金 金

上海市精神卫生中心精神科主治医师、临床心理治疗师

上海首届《健康脱口秀》二十四强选手

曾获精诚奖——2021首届医生科普大赛（上海）十强选手、上海市青年医学科普能力大赛一等奖、"沪江杯"医教结合大赛个人一等奖、全国精神卫生防治技能竞赛团体一等奖等奖项

评委点评

金金医生的脱口秀，没让你感觉她在演讲，也没让你感觉在"秀"，但她讲的内容特别重要。她说五分之一的人可能存在精神问题，甚至在我们的孩子当中，可能接近20%有抑郁症或抑郁症倾向，这是非常危险的。在此我也要问问我们的家长，你希望你的孩子是一个健康的孩子呢，还是成为一个没人可以竞争的英雄？

—— 张文宏

刚才我都听入迷了，差点忘了亮这个灯。我觉得精神科医生今天在这个舞台上给我们展现出来的，绝对不输外科医生的气场，以及家庭医生的亲和力，同时还有我们精神科医生跟病患之间的那种天然互动的氛围，金金医生把它叫"读心术"，特别棒！

—— 秦 畅

可能很多人都觉得宛平南路600号非常神秘，因为都没有进去过。金金医生用生动的案例，风趣地揭秘了她的工作日常，同时也给我们展现了他们每天都在做的，是多么伟大又有意义的事情。

—— 王 慧

网友互动

 秋生：说得特棒！！尊重、坦诚、信任，彼此保留好边界感。👍

梁秀清：大胆预计，精神科医生会是未来最受欢迎的职业。👍👍👍

 伏先生：说话很累，电费很贵，你没病就想让我电你，你不配！😒 这位女神（经）医生太让人着迷了！😄

春天送给你：宛平南路600号，来自家的呼唤。😌

 沉默是金：才貌双全的金金医生，怎么样才能挂到您的号？我以前一直去你们家隔壁的零陵路看，疫情后感觉要去600号才能安心。😄

提到精神科医生是干什么的，大家可能马上会联想到两个画面：一种是话疗，付钱唠嗑的那种；一种是电疗，电到你求饶的那种。

（纯享版）

我们还会随身带一个怀表。巧了，今天我正好带了一个。姚乐，看着这个怀表，找一个最舒服的姿势，回到记忆的深处……（姚乐：接下来要问我银行卡密码了，是吗？）

（短片）

说好配合我的，姚乐却一秒"破梗"，是因为不想被我挤下红椅子。这不是猜的，因为我会"读心术"。

扫描二维码，观看视频

其实我不太会催眠，我擅长的是使用催眠药。我看今天有些朋友的黑眼圈蛮重的，你们应该来找我看看。诶？你们为什么都要看张文宏教授？那好吧，张教授，不知道我能不能有这个机会？（张文宏：有个机会请我喝咖啡吗？大家记住啊，当你面对这样一位美女医生的时候，她请你喝咖啡，你坚决不要相信是因为你长得帅，而是因为咖啡里可能有"催眠药"。）

以上都是大家对我们的误解，话疗其实是有结构的心理访谈，电疗是改良电休克治疗。说话很累，电费很贵，没病就想让我电你，你不配。不过真的想试试也不是没有机会，调查显示，大约每5个人里就有1个人存在心理健康问

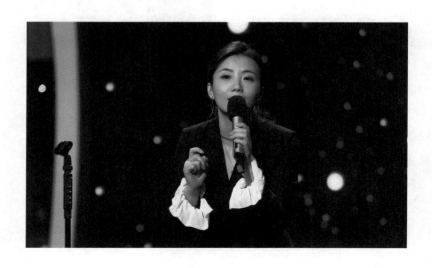

81

题，欢迎来 600 号做个心理体检。

大家看上去都跃跃欲试，挺好。以前要说一个人有心理疾病，他马上战术性后退：你才有病，你全家都有病。现在不一样了，说自己有点心理问题很正常。这也拜疫情所赐，你不焦虑，人家会觉得你对病毒不够尊重。如果碰巧疫情期间你有个小孩在家上网课，你不焦虑，会成为家长群的另类、老师口中的甩手掌柜。你毛病发得越重，越显得你对孩子爱得深沉。

有妈妈辅导儿子功课得脑血栓的，有爸爸看女儿写作业手骨折的，有家长烧作业进派出所的，是要用娃的作业祭祖吗？

焦虑、紧张的家长不少，孩子也不容易。有个小朋友一写数学作业就失明；还有一个小朋友，一上网课体温就 37.7℃，老师让他好好休息，同学受到启发，第二天也开始体温升高，萎靡不振，把家长吓得赶紧拨打 12345。除了气溶胶，新冠病毒已经可以通过网课传播了？

是什么把家长和孩子逼成这样？是学习吗？是学校吗？我觉得不是，是缺少了一点智慧的亲子关系。给大家举个例子，有个小朋友来门诊，把父母支开，偷偷告诉我："医生，我怀疑被人监视了。我在家抠了几次脚、挖了几次鼻屎、去了几次厕所，我妈都知道，回来就骂我。"我问："会不会是妈妈装了摄像头了？""不可能吧，她说是派我们家小狗来监督我的。"狗听了都直摇头：我不是真的人，你们人类是真的狗。这位家长，你儿子宁愿自己得精神病，也没第一个怀疑你。你的良心不会痛吗？

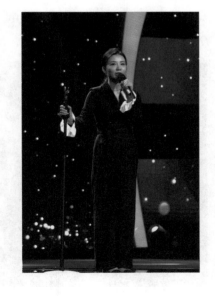

这场疫情是亲子关系的放大镜。尊重、信任、坦诚、有边界感，是任何关系的基石。这家人后来把摄像头关了。希望大家像这家人学习，关掉对孩子不信任的摄像头，多给自己催眠：纵使他没别人家孩子优秀，但永远是我们的骄傲。

| 参 | 赛 | 手 | 记 |

医疗与喜剧殊途同归

尽管和十几年甚至几十年前相比，大众对精神类疾病的认知已经今非昔比了，但仍然存在很大程度的误读。比如今天我们说到抑郁症，大家知道它就是一种常见的"精神感冒"，经过规范性治疗是可以好的。但很多人的潜意识里还是无法感同身受地去理解、包容，因为他自己没有这样的体验。这其实是缺乏共情能力的表现，也是缺乏科学知识的后果，带着这种想法，就会有这

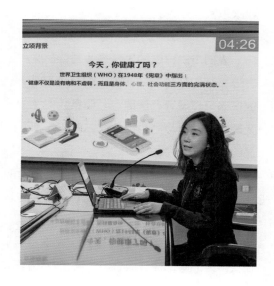

些声音："现在的人为什么如此脆弱""没吃过苦的孩子都太矫情""世风日下，人才会得心理疾病"……你看，病已经不再是病了，上升到了价值观层面的评判。有时候，我们严重低估了大众对精神疾病的误解，也忽视了大众对了解精神、心理问题的渴求。所以，确实很有必要做科普，做可以深入人心的科普，不仅为了个人心理健康，也为了社会层面的心理健康。

精神科是一个对情感与理性和谐统一、知识储备广且精、对个人素质要求很高的职业，哪种科普的途径可以与之契合呢？脱口秀就是一个特别好的载体，嬉笑怒骂间道出疾病真谛。比如说抑郁症，我们都希望抑郁症患者能够找回快乐的能力，也希望周围的人能给他们提供支持和鼓励。单纯通过看喜剧能达到这个效果吗？估计不可能。医生讲事实、摆道理，患者就一定会听？倒也未必。我们用脱口秀这种形式把知识传递出去，让更多有精神、心理问题的人看到，让他们知道，这些问题从本质上或者换一个视角来看，并不像他们想的那么糟，甚至还有很多可被治疗的空间，这样或许能很好地帮到他们。

我蛮享受这次参与脱口秀的过程，虽然准备的时候压力挺大的，要花很多

时间找素材，再把它变成脱口秀的表达方式，但本身还是有趣的。而且在这个过程中，我收获了一些启发。语言是一种非常有趣的工具，我们的临床治疗也是以谈话为主，如果把语言组织得足够精妙，或者换一个视角去说某件事，也许病人更能接受，或者可以留下更深的印象。比如我跟患者说一百次"要按时吃药"，他都未必记得住；但如果我能用更有意思的方式说出来，或许他就印象深刻了。

人们常说喜剧的内核是悲剧，在这一点上，医学和喜剧有异曲同工之处。它们都想要去治愈，但真相是即便在医学发展突飞猛进的今天，很多病仍然没有办法治愈。如果我们能像一个喜剧人做喜剧一样：哪怕我明知道它是悲剧，也要把它做成喜剧，这种向死而生的态度如果能传递给患者，尤其是精神科患者的话，对疗效来说会非常重要。

这也是一种生活状态，比如我们常说的"与疾病共存"的理念，接纳生活中的诸多不顺但仍然笑着活下去的态度。就像罗曼·罗兰说的那样：这世间只有一种英雄主义，就是认清了生活的真相却仍然热爱它。所以，我会继续尝试这件事儿，在保持专业性的前提下，坚持做下去，让更多人能够理性认识心理疾病，能从自己做起，呵护自己的心理健康。

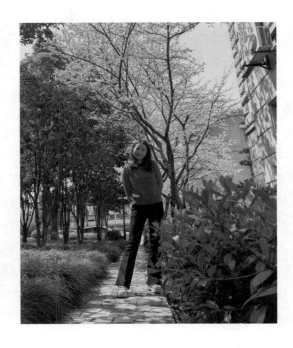

电子烟，不是烟？

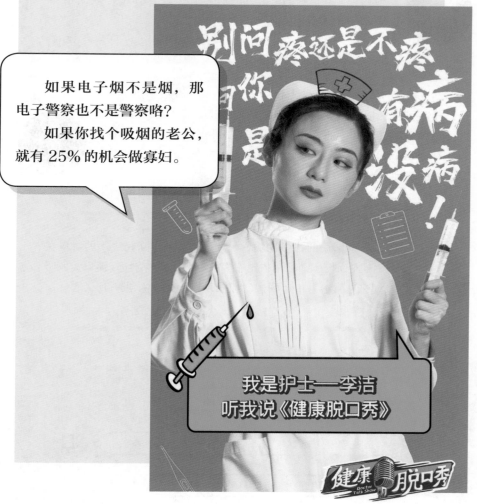

如果电子烟不是烟，那电子警察也不是警察咯？

如果你找个吸烟的老公，就有 25% 的机会做寡妇。

李洁

上海市黄浦区健康促进中心护师

上海首届《健康脱口秀》十强选手

上海市首届"十佳社区护士"

2016年上海市基层卫生技能标兵

评委点评

看她表演，我就有第一次看范志毅老师表演时的感觉，他们身上有很强的上海人的那种幽默感、凌厉感。表演稍微再多一点，明年脱口秀大会冲起来了。

——李诞

李洁自带清风的那种走台样子，让人有一种清新感。但没想到这么清新的女孩，讲出来的内容这么有"梗"。她用很多男友的"梗"去形容电子烟的危害，讲得特别到位。这些"梗"的设计也特别好，再加上她声情并茂的讲述，把对前男友的那种痛恨、嫌弃表现得淋漓尽致。

——吴凡

李洁用的很多比喻都特别恰如其分，互相之间的对应关系也特别明显。借用的比喻都没有离本质特别远，所以大家听起来非常容易引起联想。她的演讲比较完整，没有什么瑕疵。

——曹可凡

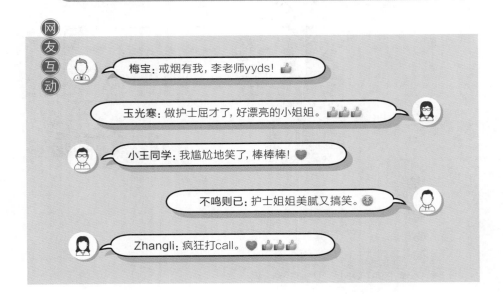

网友互动

梅宝：戒烟有我，李老师yyds! 👍

玉光寒：做护士屈才了，好漂亮的小姐姐。👍👍👍

小王同学：我尴尬地笑了，棒棒棒！💜

不鸣则已：护士姐姐美腻又搞笑。

Zhangli：疯狂打call。💜👍👍👍

我的姑姑特别喜欢给我介绍对象，当时单身，我就去了。男孩子开车来接我，左手一支烟、右手方向盘。我说："不好意思，我对烟味特别敏感，而且吸烟有害健康。"正如姑姑所说，他是个体贴的男子，于是立马换成了电子烟，和我说："电子烟不是烟，高科技'有腔调'。"一路上，他吞云吐雾，我仿佛腾云驾雾。

（纯享版）

（短片）

扫描二维码，观看视频

这时候，一个熟悉的声音响起：前方有测速拍照，限速 80。我说："你踩油门呀！如果电子烟不是烟，那电子警察也不是警察呀！"

到家后，我通过互联网搜索了"电子烟"，铺天盖地的广告：创新戒烟新选择，健康时尚能兼得；还有烟民评论：这是我戒烟的动力，现在我已经不吸传统烟了。

电子烟到底是不是对身体无害，我们从成分来看。电子烟的主要成分里有一对"不二不三"组合——丙二醇和丙三醇。

丙二醇总是这样自我介绍："大家好，我普遍对人体安全。"这句话好比什么？好比我问前男友："我们俩在一起，你会劈腿吗？"他说："普遍情况下不

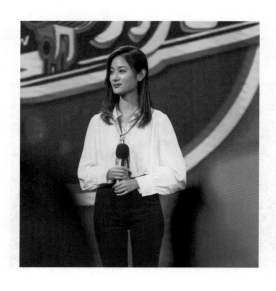

会。"当我在街头看到他和赛琳娜手牵手时，我发现了，再平凡的人生都会有很多次特殊情况。而且，丙二醇对呼吸道具有一定刺激性，加热后还会分解产生甲醛，而甲醛作为一类致癌物，无疑对人体伤害性极大。如果你认为可以在身上挂几个竹炭包再吸，恰好证明了，长期吸烟，脑子也会坏掉。

那"丙三醇"又是什么呢？甘油。很多人都说甘油对人体是无害的。开塞露大家都知道吧，这里面的主要成分是什么？你们会觉得，叼一支开塞露在嘴里很有腔调吗？

再来说说尼古丁。尼古丁很像办公室里的"小狐狸精"，让人大脑兴奋，导致休息在家见不到她就觉得很空虚，巴不得每天上班，一直加班，这种现象就叫作"上瘾"。好东西会让人上瘾吗？你有听说过哪个小孩子对学习上瘾吗？

肺癌和吸烟的关系大家再熟悉不过了，都说"4个烟民，1个肺癌"。姑娘们，如果你找个吸烟的老公，就有25%的机会做寡妇。当然，现代医学发达，得了肺癌也不一定就会死亡。但是别担心，你还有机会守活寡。尼古丁能够引起小动脉收缩，长期吸烟者勃起功能障碍的发生率约为60%。所以老公对你不热情，不一定是不爱你了，我们要往好的方面想，他可能是"不行"了。

电子烟也是烟，有损健康吸不得。疫情时期，时刻戴好口罩就是最好的戒烟契机。为了自己和家人的健康，不如从现在开始戒烟。如果另一半持反对意见，我可以把我姑姑介绍给你。

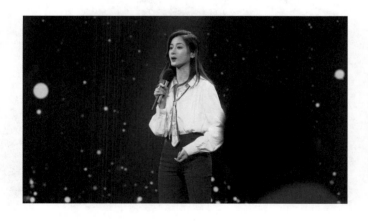

| 参 | 赛 | 手 | 记 |

以喜剧的亲和力，助推医学科普的吸引力

我们团队中的任何一位或许都不曾想到，《健康脱口秀》会掀起这番波浪。回望起点至今所走过的路，不得不承认，这真的是一场具有魔力的比赛，不仅能让观众收获快乐、收获知识，竟还能让选手收获爱情。

搞笑科普，成为一块"敲门砖"

新冠肺炎疫情初期，百姓对于如何正确佩戴口罩、洗手及居家环境消毒并不了解。各类自媒体的蓬勃发展，也让谣言的传播力"跑"出了"加速度"。"紫外线灯照射后的口罩可以继续使用""消毒剂浓度越高越有效"等一系列看似专业、实则错误的健康类谣言，占据着微信朋友圈。然而，无论是戴口罩、洗手，还是消毒，对一名护士来说，都是日常工作中再熟悉不过的事情。当我正儿八经指出这些健康误区时，得到的却是亲友们的不以为然。即使是医疗卫生从业者的身份，也没为我的辟谣带来任何"加持"。

我细思背后的原因：突如其来的疫情使得口罩成为紧俏货，也让很多人陷入了紧张、恐惧的情绪之中，他们用反复消毒来延长口罩的使用期限，用高浓度的消毒剂气味来安抚自己内心对病毒的惧怕。"病急乱投医"也往往是在这样的心境下发生的。正因如此，我们更需要以亲和力来助推医学科普的吸引力。喜剧就是一种具有亲和力的表现形式。我选择了以拍摄搞笑视频的方式，去演绎各类防疫误区，让大家在放松的状态下，发现这些错误行为的荒谬之处。亲友们也从原来的"不以为然"，转变为对健康科普知识的"兴趣盎然"。

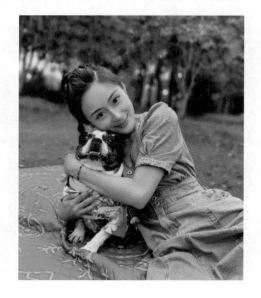

时隔一年余，这些视频也成为参加《健康脱口秀》的一块"敲门砖"，让我有幸通过选拔，与另外 24 位优秀选手站上这个有趣、有料、有腔调的舞台。

脱单、脱发，喜提一枚"晋级卡"

其实参赛前，我从没说过甚至从没听过一场脱口秀。这场神奇的《健康脱口秀》在预热阶段就让我提前进入了"脱"的状态——脱单和脱发。

他是 25 位选手中的一位，作为我们之中的脱口秀"老前辈"，在筹备初期担任起了我们的辅导老师。却不曾想到，在一来一回的脱口秀启蒙教育中，成就了一段"师生恋"，我也得到了"一对一"的辅导机会。

师傅领进门，修行还得靠自己。如何把知识点转换成笑点，让内容既有"效果"又有"笑果"，如何权衡好知识点与甩包袱的配比，都需要一遍遍反复推敲。甚至会发现，更换一个段落中句子的前后顺序，出"梗"的力度就会完全不同，科普知识点也更容易让听众记住。随着修改的讲稿版本越来越多，发量却越来越少，但一切都很值得，因为科普脱口秀届的"小白"拿到了进入决赛的晋级卡。

赓续前行，铭记一张"直通券"

除了晋级卡，我们也拿到了《健康脱口秀》第二季的直通券。与其说它是进入下一季比赛的直通券，不如说它是一把激励我打开健康科普之门的钥匙。有人问：参赛后，我有没有找到新的努力方向？我想，那就是想要一"脱"成"铭"吧！继续用脱口秀这类新颖的形式去做医学科普，让更多人在笑声中将健康知识铭记于心。

互联网时代，我们并不缺获取知识的来源，缺的是能够入脑入心的科普内容。正如谈恋爱，形式是外表，内容是内涵，始于颜值，忠于人品。要创作一件能够入脑入心的科普作品，吸引人的形式及硬核的内容缺一不可。《健康脱口秀》打造的就是一场内外兼修的科普盛宴。脱口秀又称单口喜剧，其实无论是喜剧还是医疗，其核心都在于治愈。当两者结合成为健康脱口秀，其效果就不仅仅是治愈，还以更易接受、更好消化的科普形式把关口前移，帮助大家纠正健康误区，预防疾病发生或遏制疾病发展，这也正是我们每一位医务人员的职责、使命所在。

接种疫苗，守护健康

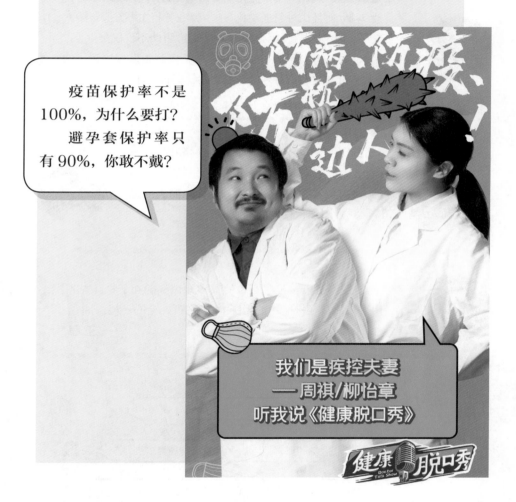

疫苗保护率不是100%，为什么要打？避孕套保护率只有90%，你敢不戴？

防病、防疫、防枕边人！

我们是疾控夫妻
——周祺/柳怡章
听我说《健康脱口秀》

健康脱口秀
Doctor Talk Show

柳怡章 上海市徐汇区疾病预防控制中心健康教育促进科科长

周　祺 上海市徐汇区疾病预防控制中心免疫规划科科员

上海首届《健康脱口秀》十强选手

曾获"海上最美家庭"、精诚奖——2021首届医生科普大赛（上海）三十强选手、"上海市健康传播大赛——摄影类"一等奖、上海市"医师讲堂"健康科普抖音短视频大赛十佳健康科普达人等奖项

评委点评

这对夫妻很厉害，他们把自己的毕生精力奉献给国家的公共卫生事业，而且找对象也要找身边人。我觉得主办方应该给六个红凳子（冠军席位），因为第一名太少了，可能不仅仅是六个，可能需要六百个、六千个、六万个。当我们听到很多健康谣言的时候，我们都非常期待有好的医生来给我们宣传好的科普。

——张文宏

他们俩有天然的默契感。周祺医生平时的性格就是有一点唯唯诺诺，怕老婆，认为她说的都是"最高纲领"。这都不用演了，纯自然的，再好的漫才都不如这种自然而然的表演能打动人，特别精彩。我强烈建议你俩出道，强烈建议！

——秦 畅

他们把新冠疫苗接种当中的很多知识都融在了脱口秀里面，让人在非常轻松愉悦的氛围中获取信息，会心一笑。

——王 慧

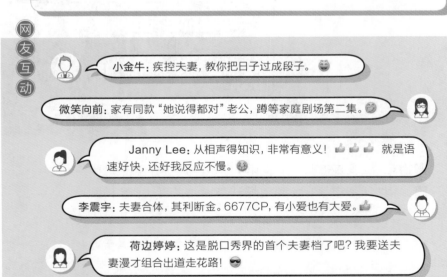

| 参 | 赛 | 作 | 品 |

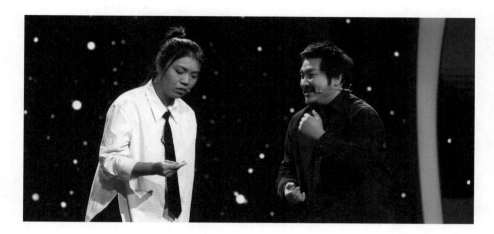

66：我们是6677。

77：一对夫妻。

66：其实结婚这么久，我一直有个问题想问你……

77：爱过！

66：过去式啊！不是！我是想问：你晚上老不回家，干嘛去了？

77：我不是和你说了，是去加班，打疫苗！

66：我不信！打疫苗需要加班？疫苗这种绝世好物，不就和"双11"直播间上货一样么！"苗"来啦，开打啦，3、2、1，喔，打完啦！

77：你觉得这么简单？要不，我们来演演？

66：来！

77：哎，老婆你怎么在这里？

66：什么鬼，重新来！

77：哦，主播小姐姐，你太像我老婆了。

66：不是直播间啊！是医院！这是什么搭讪方式啊？再来！

77：不是直播间啊……

66：不是！

77：那就没有美颜咯？

66：没有。

77：呕——

66：吐了啊！

77：（擦嘴）阿姨，你谁啊？

66：我是这里的医生啊。您是来打疫苗的吧，这位肠胃不好的老大爷？

77：对对，我要打疫苗，阿姨……医生。

66：好的，请问您想打什么疫苗呢？

77：肺炎疫苗！

㉞：好的，自费的、免费的我们都有，您要哪一种？

㊐：我不差钱，就要最贵的那一种。

㉞：好的，感谢惠顾，1000元，请问怎么支付？

㊐：1块，2块，3块……

㉞：你这么数5分钟，我们的表演就结束了。别数啦！就说你要免费的。

㊐：我要免费的。

㉞：好的，这是大爷您的知情同意书。

㊐：等等，为什么是免费的？你不要骗我！反诈中心 App 刚提醒过我，不要钱的，没有好东西。

㉞：大爷，不是不要钱，您可以理解为国家替您付了钱。根据政策，像您这样的60岁以上老人，可以免费接种一针肺炎疫苗。

㊐：噢，那就要免费的这个。

㉞：好的。大爷，您有什么病史吗？

㊐：我有高血压、糖尿病、心脏病，head，shoulder，knees and toes（头、肩膀、膝盖和脚趾）都不舒服。

㉞：（毛病忒多了吧！）大爷，其实只要不在发作期，这些都不影响接种的。

㊐：那什么会影响呢？

㉞：您吃过早饭了吗？

㊐：吃了。

㉞：那就不影响。

㊐：刚又吐了。

㉞：……没事，大爷，我这里正好有因为老公昨晚没回家剩下的早饭，送您了，快吃！

㉞：好，现在预检做完了，接下来就是激动人心的打针环节了，打针啦！

㊐：啊！

㉞：打个针而已，你抖什么啊？好了，打完了。

㊐：你好，我叫疫苗，坐着刚刚那个针筒进来的。初来乍到，请多关照。阿姨，你是？

㉞：……我是这里的本土免疫细胞——白细胞！

㊐：原来是战友！来，我这里有几张敌人的通缉令，以及他们绝招的视频，快让兄弟们都传阅、学习一下！

㉞：太好了，这样敌人来时我们就有备无患了啊！可兄弟们要是背不出来怎么办？

㊐：（躺地上）没关系！这里还有一具尸体，快让兄弟们组团来围观我，涨点见识，快快！

㉞：各位，这就是灭活疫苗。

77：要是还不行，那还有个活的，就是正在看书的那位！不过已经被我打到残血了，没啥威胁，可以用来练练手，熟悉熟悉！

66：这是减毒活疫苗啊！

77：不过，万一打不过，弄伤了兄弟们就不好了。所以，还是打死吧！

66：打死了还怎么练手啊？

77：放心，我还带了个武功差的，让他学会了敌人的招式。让兄弟们过过招，积累点实战经验。

66：我知道，这是载体疫苗。

77：等兄弟们都提前破解了敌人的招式，就什么都不怕了！所向披靡，哈哈哈哈哈！

66：所以你看，像疫苗这种绝

世好物，不需要加班打吧！

77：我感觉到了危险！有敌人！你看105页，那个姓姚的男医生看上去是不是坏坏的？

66：有吗？他只是在盯着85页看吧！

77：还有73页那个，是不是眼神好邪恶？

66：那个好像是有点……

77：敌人，肯定是敌人！别犹豫，要抢占先机，快拿起武器！就是你了，"小白"！

66：好了，看我撕碎了他们！

77：各位请看，这就是疫苗的不良反应。当你注射疫苗后，如果你的免疫系统特别亢进，就可能会发疯，敌我不分地开始攻击，导致

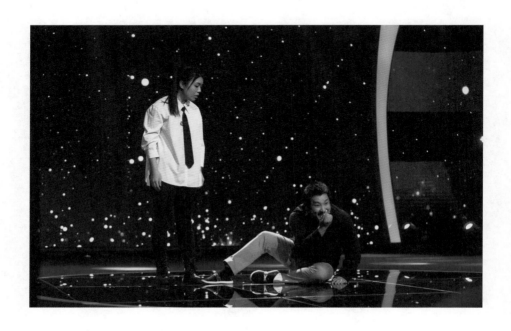

发热、皮疹，等等。如果过于激烈，影响就比较大了，不过一般都是一过性的。

66：那……我反应强烈，是不是就说明疫苗效果好呢？

（纯享版）

77：不是。

66：那我没反应，是不是疫苗效果差？

77：也不是。

66：好吧……现在疫苗打完了，留观 30 分钟结束。虽然"小白"狂暴了下，但也救了回来。大爷，你现在感受如何？

（短片）

扫描二维码，观看视频

77：我感觉浑身充满了力量，百毒不侵！

66：恭喜你，勇士，获得健康经验包 1 枚，经验值上升 50 点。但您还是得戴好口罩。

77：怎么说？

66：首先，疫苗的保护率并不是 100%。

77：啊？不是 100%，为什么要打？

66：避孕套保护率也只有 90%，你敢不戴？

77：不敢……

66：其次，我还没打。如果外面有 10 个我这样没打的，你还是很危险的。

77：对，疫苗只有广泛接种，才能让大家都获得更有效的保护！

| 参 | 赛 | 手 | 记 |

夫妻生活的"调味料"

　　第一次节目播出后，遇到很多人问："你们真的是夫妻吗？""红本本"作证，童叟无欺。我们俩是 2011 年在单位相识，2014 年 11 月 22 日结婚的，柳怡章是柳柳 66，周祺是祺祺 77，合起来"6677"。这个"组合名"在我们结婚的时候就印在了请帖上，算下来也 7 年多了，没想到这次能用这个名字站上《健康脱口秀》的舞台，现在想来依然不可思议。

66的爱好和77的"出道"

　　66 从 2011 年进入徐汇疾控以后，就一直在健康教育科工作。因为喜欢画画、摄影，也有一点演讲天分，所以特别喜欢做健康科普，还带领很多志同道合的小伙伴主创了"疾控小姐姐"品牌，写脚本、剪视频、画表情包，斩获了大大小小不少荣誉。

　　2021 年"精诚奖"举办时，66 非常自然地就参加了，还邀请 77 一起："要么，你也拍一个？""不要！""为什么？""太麻烦了！"——这段对话给 77 本人带来了不少麻烦，在这里就不赘述了。

　　之后复赛名单出来，77 刷掉了 66，成了全单位唯一入围的选手，而他的作品是 66 帮他剪辑的。从此，66 开始自称贤内助，而 77 就这样"出道"了。

　　你们看，娶到一个好老婆多重要！

参赛的最大难点

　　我们定组合名很快，选题很快，写稿也很快。用拟人的手法来描述疫苗，很久以前就讨论过很多遍，所以本次参赛最大的难点在背稿——77 的背稿。

　　77 的脑子有一个特点——记不住词，但他有一个老婆和他一起记。每次彩排，66 都要一遍一遍地提醒 77 的台词，并且

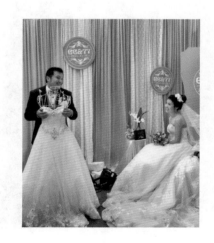

吐槽他。因为整段忘词和提醒的过程在漫才形式里异常自然，导致很多其他选手都会被逗笑，还会一直问："你们是真的，还是设计的？"最后，66甚至决定，干脆把忘词这段加入到正式表演中。

过程一直持续到比赛当日，当教育电视台最后来问我们要最终稿的时候，66说："我们从来没有改过稿啊，只是77一直忘词，所以你们感觉每一遍都不一样而已。"

用"漫才"进行健康科普的可能性

第一次尝试"漫才"组合，非常有趣。以前写稿时，鉴于健康科普的严谨性，总会在演讲和脱口秀之间摇摆。当你想传达一些内容和价值观的时候，其实很难兼顾搞笑。决赛时李诞就调侃过："脱口秀是不传输知识的。"

但在这一点上，"漫才"却有十足的优势。比如躺在地上说"快来围观我这个尸体"，和站在那里说"我曾遇到过这样一位患者"，它们在延伸和拓展的可能性上是不同的。彻底摆脱身边的人、事、物，没有界限地去创作一个全新的故事，用夸张的演绎手法来兼顾内容和搞笑，这就是"漫才"的优势和魅力所在。我想我们最后能进入十强，主要也是沾了这个形式的光。

最后，感谢上海市卫健委健康促进处和上海教育电视台，给了我们这对夫妻，给了24组优秀选手这样一次尝试和展现的机会。希望未来越来越多的医务工作者可以尝试这样的新颖形式，将健康知识传达给更多的百姓。

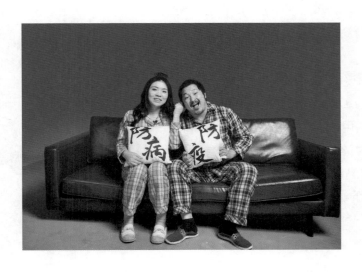

核酸检测，"啊"声一片

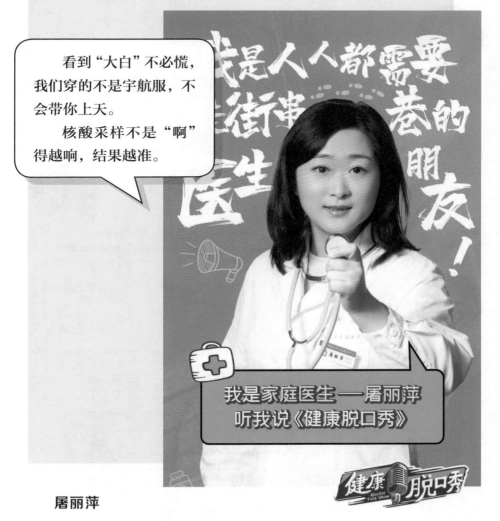

看到"大白"不必慌，我们穿的不是宇航服，不会带你上天。

核酸采样不是"啊"得越响，结果越准。

我是家庭医生 —— 屠丽萍
听我说《健康脱口秀》

屠丽萍

上海市徐汇区枫林街道社区卫生服务中心全科主治医师

上海首届《健康脱口秀》二十四强选手

曾获中国基层医生好声音大赛全国六强、上海社区卫生医务人员技能竞赛三等奖、上海市"十佳家庭医生"提名奖、精诚奖——2021首届医生科普大赛（上海）三十强选手等奖项

评委点评

这个健康脱口秀实际上给我们展现了立体化防控一个非常重要的方面，就是群防群控。群防群控的核心力量，是我们的家庭医生队伍。屠医生这样的家庭医生，不是小医生，他们是"大医生"，是在疫情防控中起关键作用的核心力量之一。以屠医生的综合能力，将来做姚乐的领导都有可能，因为她具有极强的组织能力、调解能力、科普能力，非常优秀! 屠医生，大医生!

——张文宏

我们几个评委在"多国语言"部分同时亮灯了，觉得这样的切换特别不容易。而且屠医生用脱口秀这样的方式，把家庭医生跟家庭主妇串联在一起，构思特别精巧。希望屠医生未来能够在健康科普这条路上多创设一些独特的元素。

——秦 畅

丽萍医生一个人演出了一整个社区的鲜活场景，我要为你点赞。

——王 慧

网友互动

日月: 张教授说得对，屠医生是家庭医生，也是大医生! 😄

无忌9036: "多国语言"有点正宗的! 我们全家都要笑岔气了。

居家过日子: 屠医生把我们家庭医生演绎得惟妙惟肖! 我们的工作就是这么的平平无奇又鸡飞狗跳。

郭小飞: 屠医生，我支持你当那个姚乐医生的领导。 😆

瑞娟: 徐汇居民慕名前来给屠医生打call! 屠医生是我们心灵美的白衣天使! 👍👍👍

| 参 | 赛 | 作 | 品 |

我是一名家庭医生。经常有人会问：家庭医生是不是随叫随到，24小时提供服务的呀？那是家庭主妇。不过平时，我们也会上门看看行动不便的老人，和阿姨妈妈们探讨一下饭菜里油盐酱醋的比例，和叔叔伯伯切磋切磋八段锦和健骨操。

（纯享版）

（短片）

扫描二维码，观看视频

以前，我每天穿着白大褂走在小区里，就有一种女明星走红毯的感觉。小区里的阿姨们看到我："哎哟哟，屠医生，我一看到你哦，就觉得自己有救了。"但是，自从疫情以来，我发现情况发生了变化，阿姨妈妈一看到我就："哎哟哟，'防护服'来了，我们小区要封掉了，没救了。"哎，我就搞不懂了，我不就是换了套工作服嘛，又不是穿了件宇航服，不会带你们上天的呀！

前段时间，上海迪士尼乐园因为疫情闭园了，游客在这边看烟花，"大白"在那边测核酸。我们的抗疫大咖张文宏医生说："他看到了人类在灾难面前的从容淡定与对未来的信心。"但是，我觉得吧，张教授应该平时不怎么看迪士尼的动画片，因为我们"大白"其实就是迪士尼电影《超能陆战队》里的卡通形象，所以什么万圣节最恐怖的鬼故事，不过就是我们"大白"组团回了次娘家，然后给大家安排了一个大型户外体验项目——核酸检测。

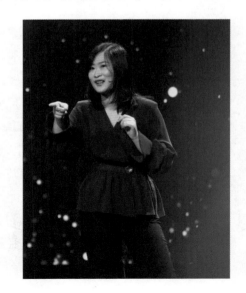

烟花下大家有序地测核酸，画面浪漫又温暖。但我还是想特别提醒大家，排队的时候一定要搞清楚自己排的到底是什么队。比如到现在，还有阿姨觉得自己那天做的是"核试验"。逢人就说：我们在迪士尼做过核试验了！阿姨呀，如果你把这句话发到网上，世界卫生组织不一定会在意，但是国际原子能机构可能是要拉警报的呀！

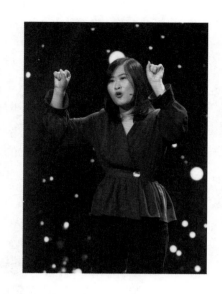

在核酸采样的时候，"大白"们一般会说"啊"，目的是为了引导大家把嘴张大。但总有人以为这个"啊"是做核酸的重点，好像"啊"得越响亮，检测的结果就会越准确。然后，这个"啊"就开始"人传人"。到了迪士尼解封那天，我们发现，园区里出现了"人畜共患"的情况。"米老鼠""唐老鸭"和游客们合照的时候都开始"啊""啊"，"下一位"。

除此之外，我们还承担了社区海外入境人员的集中和居家隔离工作。但是各国语言对我们社区的医护人员来说，又是一项巨大的挑战。

比如有位韩国小伙儿隔离的时候，对我说："Paper, I want paper."（纸，我要纸。）于是，我们就展开了分析，他要一份《新民晚报》？不可能，这个超越了他的理解水平。他要一篇论文？也不可能。这个超越了我们的翻译能力。结果还是我们的护士小姐姐思维敏捷，她问我："小伙子说'paper'的时候，是不是双手握拳，呈下蹲状？"我回忆了一下，是的！哇！非常棒！最后，小伙子顺利拿到了——厕纸。

这就是我，一名家庭医生的日常。我管的那个片区呢，平时语言体系就特别杂。大家看这个地图，中山医院、肿瘤医院、龙华医院、徐汇滨江、中山南二路、东安路、宛平南路，然后，转角遇到爱了！没错，就是那个大家心目中的上海新晋网红地标——宛平南路600号！也是我的管辖范围。所以，我每天上班的状态就很"分裂"，我给大家表演一下：王阿姨啊（上海话），今晚食点咩啊（广东话）？韭菜炒大葱（扬州话），还有什么（英语）？黄泥螺？哎呦，叫关咸啦（宁波话）。这样不行的，不行的！（韩语）不行，不行，这样不健康哦！（日语）。

这个各地方言与各国语言的切换实在是太烧脑了，以至于我都想去隔壁街排队挂个号。可是排着排着我发现，我居然也排错了队，他们说那个队伍是卖月饼的。

| 参 | 赛 | 手 | 记 |

"大医生"的《健康脱口秀》历程

说话是一门艺术，健康科普是一门学问，当两者结合，既要博人一笑，又要发人深省。自认为伶牙俐齿的我，在初识健康脱口秀的时候，说实话，确实有点手足无措，摸不着头脑。医生看病需要写病程记录，做手术需要写手术记录，讲脱口秀也可以"术"业专攻。

"术"前准备

当我了解到健康脱口秀需要用喜剧的方式输出健康观点和态度，把平时人们的一些不良生活习惯和错误健康观念撕碎了、放大了、拉近了展示给大众时，有几个严峻的问题就摆在了我面前：第一，怎么让自己变得好笑？第二，作为家庭医生的人设是什么？第三，如何在好笑和庸俗之间找平衡，达到雅俗共赏？

一篇好的脱口秀稿子，不是一蹴而就的，前后反复地改稿、删减，我总觉得欠缺了些什么。就在这个时候，我下社区去给居民测血压，发现我管的那个片区是一个集老式小区、租借房、高档住宅区于一体的片区，走在这里可以听到各种方言、各国语言的对话。小时候，我们经常听姚慕双、周柏春两位滑稽戏大师的《十三个人搓麻将》，来一段脱口秀的各国、各地方言串烧，也算是对

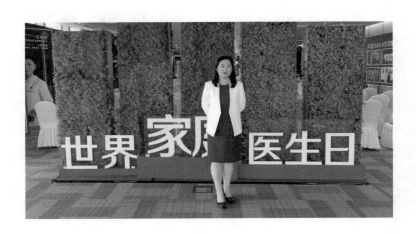

海派喜剧的一种学习和致敬。于是，整个脱口秀最精华的那个"爆梗"就应运而生了，歪打正着地体现出了上海这座国际大都市海纳百川的语言环境和广阔的胸襟气度。

"术"中发挥

在学习过程中，我认识到脱口秀作为一种舞台艺术，前期彩排和临场发挥都是演出成功的关键所在。在一次又一次的彩排中，在编剧导演组的点拨下，不断打磨自己的稿子；在彩排现场认真观察其他选手的演出，学习他们对节奏、气场的把控和语言技巧，慢慢摸索"脱口秀"的"感觉"。

说到临场发挥，在我们这一场里，张文宏教授的到来，无疑是点睛之笔。事先，我们并不知道张教授会出席，所以段子没有涉及他的部分。直到录制前两天才获悉，对于是不是需要和他互动、蹭一下流量这件事，其实我有过挣扎。但是到了现场，当我发现我们那场所有的选手都会调侃他几句的时候，我又觉得压力也没那么大了。张教授还"赐"了"大医生"的名号给我，现在大家见到我都会喊我"大医生"，我至今仍然窃喜自己是不是登上了新的人生巅峰。

"术"后小结

从小处说，在语速和节奏上，我觉得可以提升的空间还很大。脱口秀的一些基本要素，我还不能驾轻就熟，需要在以后的学习中更加精进。往大处说，在脚本的创作方面，如何让有意义的事情变得有趣，将健康科普的内核浸润到脱口秀的体式里去，发挥最大的效应，是今后我们在不断探索和磨合的过程中需要长期研究的。作为国内首档《健康脱口秀》节目，如何从线上走到线下，可持续地发展下去，也是我们这些"第一批吃螃蟹的人"应该沉浸下来好好思考的。

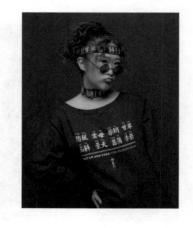

防火防盗，戴好口罩

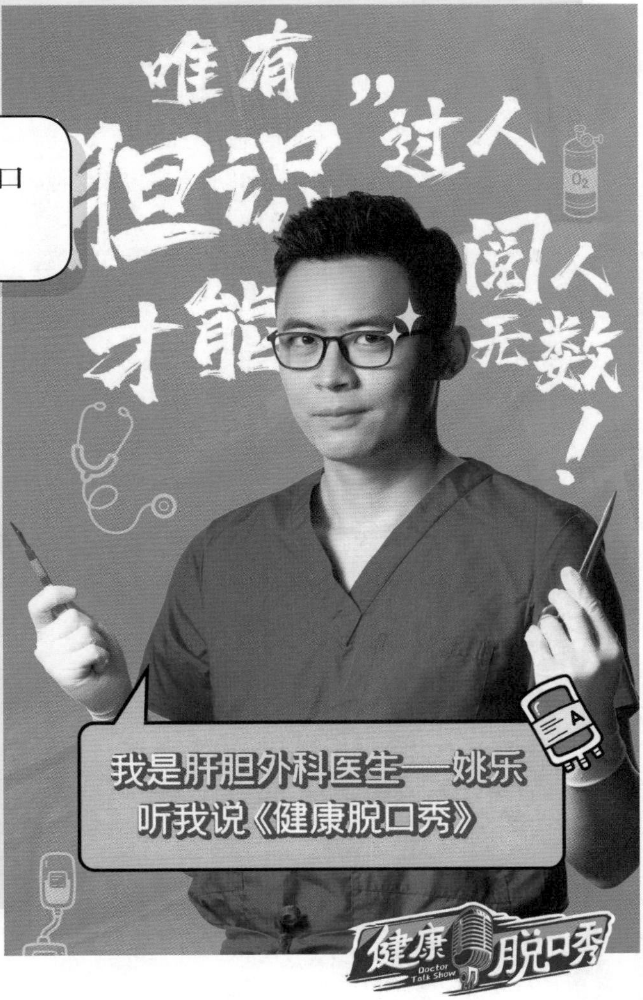

姚 乐

上海交通大学医学院附属同仁医院普外科主治医师

上海首届《健康脱口秀》十强选手

曾获健康中国科普创新大赛全国二十强、国家卫健委新时代健康科普作品征集大赛全国十佳视频类作品、中国医师协会健康传播原创作品（个人类）十强、上海市健康科普优秀作品征集大赛二等奖等奖项

评委点评

今天从头到尾的"梗"不少，但是核心内容突出了。姚大夫的这个信息，我希望大家能够领悟到。我相信姚大夫今天在这个舞台上的表现，关键不是要体现他多能说，而是他有非常重要的信息想要告诉大家：一般外科医生不说话，一旦说话就很重要！特别是当他口罩摘下来说的时候，非常重要！

我本来不想给他满分的，后来是因为他宣传口罩，实在是宣传得比我要好，所以我觉得应该给他满分。

——张文宏

我发现我们评委同时亮灯的时候，就是他说外科医生把口罩摘下来那一刻，太有情境感了，我们都被代入了。我觉得这小伙胆挺肥的。

——秦 畅

戴口罩、勤洗手、不聚集，姚医生用一个大口罩给我们留下的深刻印象，来说明戴口罩的重要性。作为一名外科医生，在疫情期间主动请愿尽自己所能去做一些事情，这一点很可贵。

——王 慧

 网友互动

 华华：姚慕双滑稽大师，姚乐医生也姓姚，姚家门。

云：这是被医学耽误了的脱口秀大王吧！姚乐要红！

 望影：👍👍👍 丝毫不亚于专职脱口秀演员，厉害了，不光搞笑，也做了很好的科普。

常春藤：姚乐~要乐。这名字起得也好啊！幽默干货。👍

 玉莹：感觉姚乐大夫就是张文宏医生的徒弟。上海医生真棒！👍👍👍👍👍

| 参 | 赛 | 作 | 品 |

谢谢大家同情的掌声，我是今天的一号选手，但我说脱口秀是"被迫营业"。主办方找到我的时候，我一开始是拒绝的。我一个外科医生，说什么脱口秀？我们外科医生向来是能动手的事情决不"瞎哔哔"。然后，主办方工作人员很淡定地对我说："现场嘉宾里有张文宏。"我说："我去！感谢'节目组爸爸'给我的机会。"

（纯享版）

其实，让我来讲公共卫生的主题，我觉得"侮辱性极强"。因为外科医生在抗疫这件事情上，是没有存在感的。我来自上海市同仁医院，2020 年新冠肺炎疫情期间，上海的第一例阳性病人是在我们医院被确诊的，打

（短片）

扫描二维码，观看视频

响了上海抗疫第一枪！但那时候忙的，主要是感染科、呼吸科、急诊科，我们外科每天都在"摸鱼"。但你要说我们外科医生完全没有对抗疫做出贡献呢，倒也不见得。当时有这样一条新闻：张伯礼院士胆囊炎发作！他把胆囊留在了武汉。朋友们，这个事情是谁干的？对吧？细思恐极，外科医生对抗疫最大的贡献，居然是摘掉了张伯礼院士的胆囊！估计下一次我们外科医生对抗疫大业做

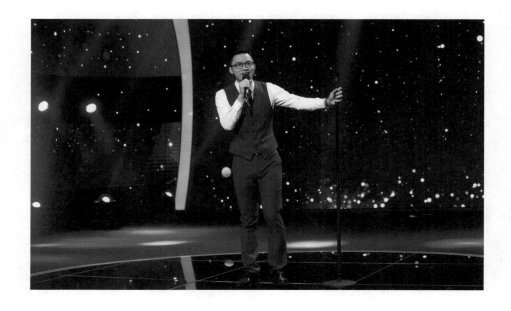

出卓越贡献的时候，就只能等到张爸发胆囊炎了。"张爸，侬一定要'屏牢'哦！"所以我们张爸有一句名言，叫"防火防盗防同事"，就是说给我们外科医生听的。"你们不要欺负老实人！"

我们外科医生是真的想为防疫做点贡献的。在张爸的胆囊炎发作前，我们其实还可以宣传防疫。"三件套""五还要"，最关键是戴口罩。没有人比我们外科医生更适合宣传戴口罩。在电影桥段里，手术室门口，外科医生都是戴着口罩出来："4 床家属在吗？4 床家属，手术很顺利，等麻醉苏醒（病人）就出来了。"多好？！如果这个时候医生摘下口罩，事情就严重了："4 床家属，对不起，我们已经尽力了。"所以，我们外科医生来讲口罩的故事最合适。

好！让我们打开记忆的闸门，回到 2020 年 1 月，武汉发现不明原因肺炎。一开始，很多人是拒绝戴口罩的，尤其是我们的父母，我们劝他们戴口罩的难度，丝毫不亚于他们劝我们穿秋裤的难度。但是疫情发展迅猛，很快他们就想通了，他们要戴口罩！很快他们又想不通了，因为他们发现，根本就买不到口罩！昨天你对口罩爱理不理，今天口罩让你高攀不起。那时候，口罩就是"硬通货"！口袋里能摸出 6 个口罩的，绝对是"大户"哦！不用急，很快，全国有 3 万多家企业转行生产口罩了。生产汽车、石油、纸尿裤的企业，甚至国内某家著名安全套品牌公司也开始生产口罩了。虽然戴的部位不一样，但还是熟悉的配方、熟悉的味道。

有了口罩，正确佩戴就显得格外重要。我想说的观点是：口罩和裤子是相通的——遮住关键部位，出门不戴口罩和出门没穿裤子是一样的。现在很多人喜欢把口罩戴在下巴上，这就像裤子只穿到膝盖。口罩要不要分上下？要！口罩的上方有个鼻夹，相当于裤子的皮带，戴好后一定要捏一下。口罩怎么分正反？一般有颜色的是外面。因为口罩分三层，防水层、过滤层、舒适层，作用就像外裤、秋裤和内裤，口罩戴反，就像内裤外穿，穿着不舒服，还要"老面皮"（沪语"丢人"的意思）的。现在国外有些人不肯戴口罩，他们说："戴口罩会影响呼吸。"这绝对就是在瞎说。戴口罩不影响呼吸，正如同穿裤子不影响放屁。最后就是时效问题，一次性口罩使用时间一般不超 4 小时，弄脏了要及时更换。不要太"做人家"（沪语"节俭"的意思）！

"俯下身子"，做"接地气"的科普

《健康脱口秀》的诞生，必须要感谢上海市卫健委健康促进处和上海教育电视台。最开始，这是个"疯狂"的 idea（主意）！因为在大众心目中，医生的形象是严谨、严肃、知性的，绝对不会是搞笑的。医学承担着生老病死等凝重的人生命题，医生在人们心目中的形象，往往与疾病的痛苦回忆相伴。

我是医学界最早一批尝试脱口秀的人，前些年在"笑果文化"线下的"开放麦"说过脱口秀，也在上海大剧院开过商演。我觉得我一个人"特立独行"一下也就算了，没想到卫健委和上海教育电视台，以及这么多上海各大医院的医生、护士、营养师、疾控公卫工作者，一起"疯"了一把，有了今天全网 10 亿多人次的围观。

我的理解是：脱口秀是我们的传播形式，健康科普是我们的内容核心。形式为内容服务，让我们想表达的健康科普知识能"疯传"，让更多人听到。"让你笑"是手段，"让你认同"，甚至按照健康脱口秀中的建议改变行为习惯，才是目的。

《健康脱口秀》的成功不是偶然，而是天时、地利、人和。

医生"俯身"做科普的时代到来

健康科普要贴近生活。医学本身是枯燥晦涩的，单纯对医学知识的"搬运"越来越难以打动普通老百姓。我理解的健康科普，是将晦涩的医学知识"翻译"成老百姓能消化接受的语言体系的过程。我们的医务工作者要能"俯下身子"做科普，做"接地气"的科普。

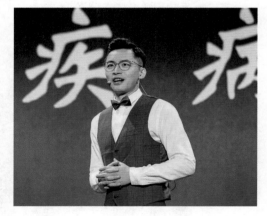

高级的"翻译"是翻出艺术感，有传播力度，有说服力。《健康脱口秀》就是这样一种尝试，用脱口秀的形式愉悦你、打动你，最后说服你。

医院、医生引领健康文化的时代到来

上海是中国脱口秀行业最繁荣的城市之一，我们选择脱口秀这种形式作为科普的突破点，将健康科普植入脱口秀，让医生、护士来说健康脱口秀。无论结果如何，这种创新尝试都标志着一个新的时代——医院、医生引领健康文化的时代来临了！

从治病到防病理念转变的时代到来

"悲剧将人生有价值的东西毁灭给人看，喜剧将那无价值的撕破给人看。"所以喜剧和悲剧是有基本价值判断体系的。以往我们觉得，就医的过程是痛苦的，医生、护士是严肃的。因为我们传统的就医模式以治疗为中心，有重病、大病、急病才想到去医院治疗。但是就医模式在转变，定期体检、三级预防、慢病管理，去医院不再是因为重病、大病，而是为了让健康生活更美好。健康脱口秀用喜剧方式呈现健康科普，传递的是一种健康价值观的转变，防病治病、健康生活行为习惯也可以用如此轻松、诙谐的方式表达。

此外，健康知识的匮乏让健康谣言横行——大部分老百姓无法分辨健康信息的真伪。医生、护士用脱口秀的形式进行辟谣，现场观众每一次笑声，都是医学科普的胜利、健康谣言的挽歌。

——谈笑间，谣言灰飞烟灭！

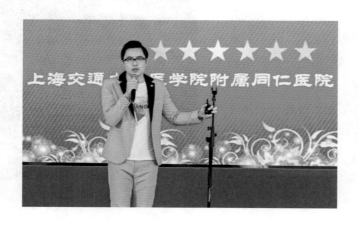

什么叫有"营养"

> 人不吃碳水，脑子像进水。

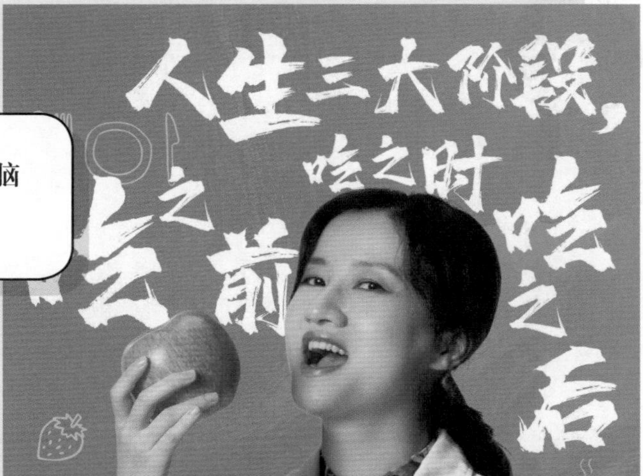

朱珍妮

上海市疾病预防控制中心健康危害因素监测与控制所副所长、副主任医师、博士

上海首届《健康脱口秀》十强选手

曾获"健康中国行"全国营养科普演讲大赛一等奖、上海市卫生健康系统三八红旗手、上海市巾帼建功标兵、上海市卫生计生行业青年五四奖章等奖项

评委点评

她讲得比我好！我教大家合理营养，还引发了大众的一些误解，朱博士给我做了很好的补充，是一个谣言终结者。她在营养科普里体现出来一点：真的科学和假的科学很重要的区分就是逻辑性。朱博士的逻辑性非常强，所以很容易帮助大家在营养和虚假的宣传之间找到突破口，其实说穿了就是"天上会不会掉免费的馅饼"。这一点，希望大家能记在心里。

——张文宏

她属于读了很多书，但是你可能不觉得她有博士学位的那一种类型，对吧？不刻板，不说教，春风拂面又娓娓道来。

——秦 畅

民以食为天，营养其实是全生命周期都要关注的。朱博士的脱口秀首先体现了营养的一个核心——均衡营养，其次在不同的阶段、不同的人群都有自己的重点。营养的核心，她全部抓住了，而且阐述得丝丝入扣，不给谣言留下任何余地。

——王 慧

网友互动

andrew：好看、好听、好"白相"，还有一点上海小囡的冷幽默反差萌。😄

Sun孙建琴：用最优雅的语句，讲述"尺度最大"的段子。😏

史jQ：这场脱口秀成功在有个活灵活现的老太太当"女主角"，"反面教材"很重要。🤭

萝卜呼呼：和蔼可亲，轻松自然，幽默有料，点赞点赞！👍👍👍

金星：博士是不是都像珍妮医生那样，既有才气，又有灵气，还"懂经"呀？👍👍👍

| 参 | 赛 | 作 | 品 |

营养这个词，使用范围非常广泛。广泛到什么程度呢？

我隔壁邻居老太太经常追着孙子喂东西吃，然后我留意了她说的话，基本上是一个填空题：

宝宝，快来吃＿＿，有营养的啊！这个横杠上，填的就是她手里拿的东西。

宝宝，快来吃苹果，有营养的啊！

宝宝，快来吃牛肉，有营养的啊！

宝宝，快来吃生活（沪语"挨揍"的意思），有营养的啊！

（纯享版）

（短片）

扫描二维码，观看视频

她还会对我说："小朱啊，不要看你读书多呀，我活这么大把年纪，吃的盐比你吃的饭还要多。什么东西有营养，阿拉哪能不晓得？"是是是，盐吃多了么，血压要高的呀，有什么好得意的啊？

那问题来了：什么东西营养好？

隔壁老太太说："蛋白质。"蛋白质哪里来？老太太说："这个太简单了，蛋白质么，就是鸡蛋呀，蛋白蛋白，蛋白质呀。"

除了鸡蛋白，常见的猪、牛、羊、鸡、鸭、鱼肉，都是很"优秀"的蛋白质来源。老太太肯定要说了："对对对，肉好，营养好，吃了有抵抗力。"

但老是大鱼大肉，后果么……过了一个暑假，校服穿上去就"弹眼落睛"（沪语"显眼、突出"的意思）。补蛋白质，连带补了好几个"救生圈"，真人版"米其林"不合算。其实，阿拉上海人喜欢的鱼虾蟹、"美食届顶流"小龙虾、豆制品，都是好的蛋白质，只要蛋白（质）不要脂（肪）哦。

说到什么有营养，去年抗疫大咖说"早上不能吃粥"，一下子把一些老太太吓住了。小区里有位老太太，没有粥过一过，不习惯啊。个么（沪语"那么"的意思），粥到底能不能吃？有没有营养？

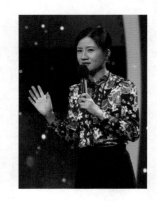

粥的作用就是快速升高血糖，因为它是碳水化

合物。血糖有用吗？脑子只用碳水化合物分解的能量，人不吃"碳水"，脑子像进水，反应会变慢的。这就是粥的作用。

人家讲得很清楚：不能只吃粥。你都拿着油条了，还有鸡蛋，干嘛不吃粥呢？

这就好比说，不要只穿裤子。你把"只"去掉了，理解成不要穿裤子，这就太不好意思了；不要只工作，你把"只"去掉了，不要工作，这个……倒是可以有。

那天我去接小孩放学，又碰到隔壁邻居老太太，大家在等小朋友的时候"嘎讪胡"（沪语"聊天"的意思）。老太太说，现在钱多钱少不重要，健康最重要，只要活得长；她说自己现在是保健品专家，每天一大把，什么红的、黄的、白的，鱼肝油、维生素、辅酶……老太太说得眉飞色舞。哪怕饭菜少吃，吃一粒胶囊就能补齐所有的营养，吃一把的话，说不定就营养过剩啦。

卖保健品的小哥也很殷勤，动不动就喊妈。"妈，你最近气色好多啦，我这里有个新款的蜂蜜，和其他蜂蜜的成分都不一样，喝了之后，就能当广场舞的领队啦！"

老太太健康意识挺好的，也很有事业上的追求。但是，我要说，同种食品的营养成分是类似或相近的，如果它的成分这么不同，那么老太太买的应该是蜜蜂，而不是蜂蜜。

至于胶囊取代饭菜，打个比方吧，好比外面大风大雪，天很冷，你看到有一个保暖腰带，哎，说是效果很好，你就穿着腰带出了门。哎呀，不行啊，冻得要死。你想不通啊，哎，不是说保暖腰带效果好吗？

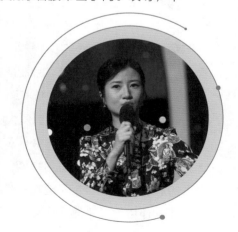

这时候旁边的老太太说："哎呀，这个人怎么那么奇怪，光着膀子绑着一个腰带就出了门，拿片叶子遮一遮也可以的呀！"

这里也提醒老人，不能过分迷信保健食品，尤其是花大价钱买保健品，只不过是花钱买了心理安慰。合理饮食、适当运动、规律作息，才是"长生不老"的法门。

欢笑让知识流动起来

营养的谣言最容易满天飞。我妈常转营养谣言，比如：吃玉米须能够降压，吃玉米须比吃玉米重要。玉米须能降压吗？大概需要十大捆玉米须，才可能有降压作用，问题是吃得下吗？——这就是专业知识，看起来一点不"诱人"。我们专业的营养知识难传播，因为很枯燥、很专业，大家听不懂，不吸引人。即使我们有"24K的内核"，但是我们的外表就像"大哥大"一样无趣，不招人喜欢。而谣言总是那么打动人心，得了高血压的人，心里焦虑得很，一个"××能降压"的谣言，瞬间能捕获人心，但是核心内容却错漏百出。

初试脱口秀，非常茫然，因为医生工作繁忙，还要应对大量的科研工作，平时其实无暇顾及时下的潮流和新鲜玩意儿。参加《健康脱口秀》，从一无所知，到第一次看网红节目——脱口秀，到了解脱口秀如何准备稿子、稿子应该如何设"梗"、怎样与现场互动……在我这个"正经"医生眼里，"不正经"的脱口秀，原来很好玩，原来可以很大气、高端、上档次。

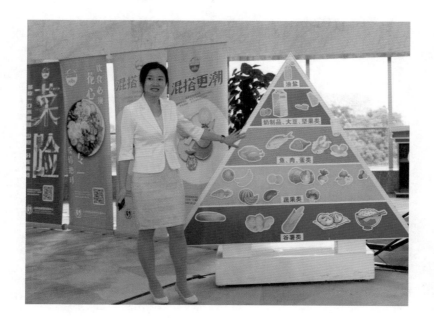

在我当医学生的时候，学习的课程很枯燥，每天都要背××病的病因、临床症状、诊断、治疗，××营养素的生理作用、人体需要量、过量与缺乏的危害、食物来源，这些知识无趣且晦涩，连作为医学生的我都要皱眉，只能硬着头皮去听、去学、去背。参加《健康脱口秀》的经历，让我切身感受到，平时那些没人愿意听的专业知识，通过脱口秀的一个"梗"、一次欢笑、脱口秀选手可可爱爱的表演，可以让观众们轻松记住、愿闻其详，还愿闻更多"详"。是欢笑让知识流动起来了，从专业领域流入寻常百姓中。愿《健康脱口秀》承载着专业医学知识，飞入寻常百姓家。

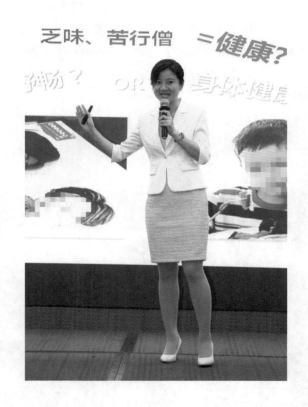

饮食营养版块 ▪▪▪

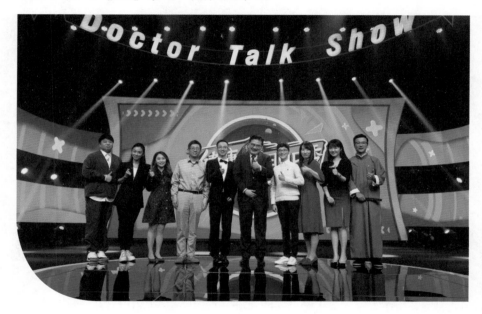

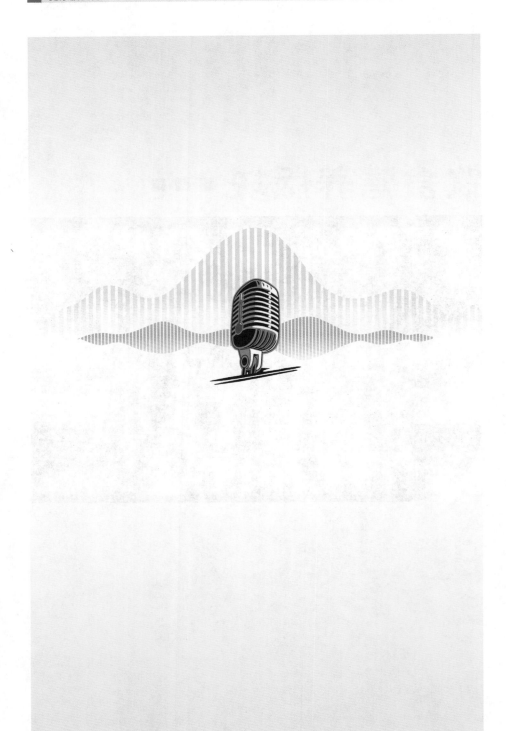

食物相生相克，一言难尽

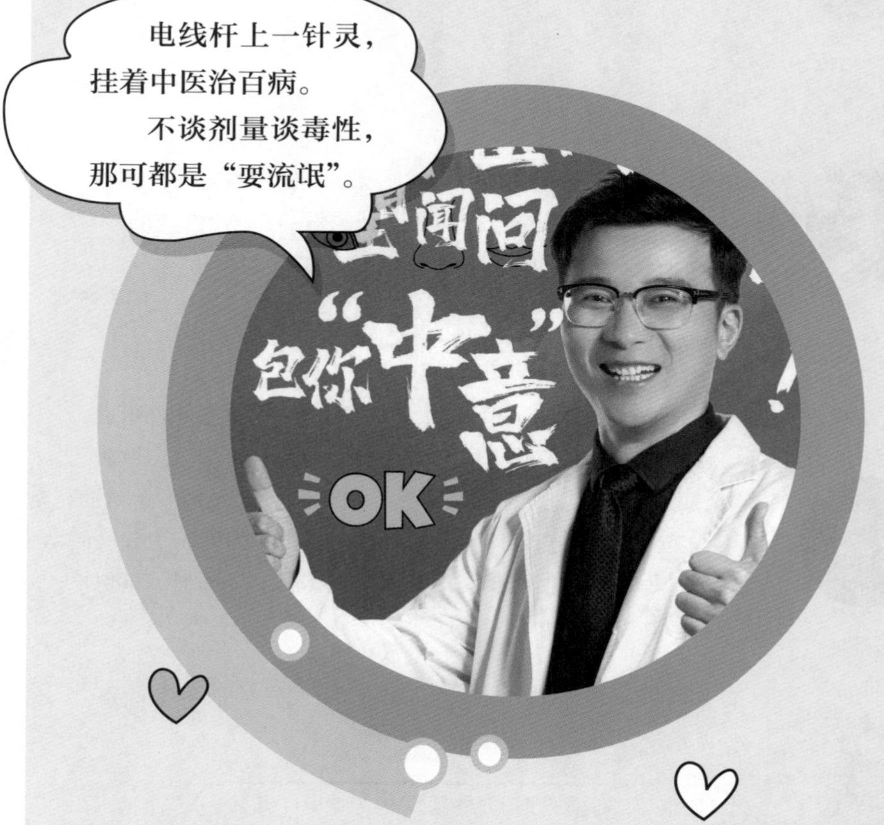

电线杆上一针灵，
挂着中医治百病。
不谈剂量谈毒性，
那可都是“耍流氓”。
包你“中意”
OK

陈佳杰

上海市杨浦区卫生健康促进中心健康促进部部长、中医全科主治医师

上海首届《健康脱口秀》二十四强选手

中国科普研究所、中国科普作家协会受聘专家

上海市优秀团干部

评委点评

我以为忘词时的表现，是你表演的一部分。忘词儿并不影响你作为中医医生，把我们生活中固有的对食物的一些误会和误区，解释得通俗易懂。

——曹可凡

舞台就是这样，现场可能会出现各种各样的问题。现挂是把"双刃剑"，挂好了，效果很好；没挂好，可能就打乱了自己的节奏。但我觉得还是很好，每一个优秀的脱口秀演员都是这样一道坎儿、一道坎儿踩过来的。

——田吉顺

舞台上小小的事故，反而彰显了他一个极其难能可贵的品质。在脑子一片空白的情况下，你不要以为给他30秒他就能想起来，他可能就是想不起来。很多人也许就放弃了，但是他坚定地觉得"我要把它绕回来"，哪怕圈儿再大也要绕回来。我觉得任何行业，尤其是学医的，有这股子劲儿，就值得我们点赞和掌声。

——贝贝

网友互动

汉勤：被脱口秀耽误了的中医大夫！哈哈哈！

Marvin：明明可以靠颜值，偏偏口才还这么好。

花花：这个太有意思了，虾和维生素、柿子和螃蟹，我要喊我奶奶看。

在这样一个隆重的场合，必须要换上我们中医最隆重的工作服，毕竟是要来说脱口秀。不会弹吉他，又没有健硕的肱二头肌，只能靠自我包装！没办法，从古至今，如果你面前有两个同样水平的中医，一个年老的和一个年轻的，比如曹可凡老师和我，大家一定选曹老师；胖的和瘦的，这的确不太好选，都蛮瘦的；还有就是看有没有胡子，肯定选有胡子的，对吧？仔细想一想那个画面，大家的选择标准合起来，就是华佗、李时珍的美颜照片嘛！而我，就是一个"三无产品"，只能靠包装。

（纯享版）

（短片）

扫描二维码，观看视频

但是，包装到位了，它不一定是真相啊！现在可太多"电线杆上一针灵，挂着中医治百病"的东西了。我有一个关系非常好的女闺蜜，是个吃货，也特别注重养生。前两天，我们到她家去玩，她就在和小姐妹"安利"她发现的新美食："我告诉你们哦，我发现一个非常好吃的冰激凌，红枣味的，特别适合每个月那么几天，这在中医上叫'失血则补之'。"

我觉得有点点小尴尬，刚转身要走，她看到我，就开始介绍自己最近的调理经验："陈医生啊，你看，我们家的图图长得不够高，以前喝骨头汤好像效果不明显，现在辟谣了，要喝牛奶对吧？还有呀，你看人家最近长了几个小痘痘，是不是说明肝火旺了啊？我觉得应该吃点仙草，对吗？然后你看、你看，我这个舌苔，是不是厚了呀？要命了，我是不是湿气很重啊？我觉得应该吃点米仁，对吗？"

"对对对，你说的都对。"毕竟是好闺蜜，我脑子里就在想帮她开个什么方子，有什么安神清脑的方子给她。没想到她好像看穿我了一样，说："哦哟！你不用想了，没事的，我已经搞定，帮大家都下单了，一人一杯——仙草薏仁养生波波奶茶，调理啊，还是中医好！"

作为一名中医，我觉得很欣慰，至少咱们中医的理论是深入人心的。但我特别想借

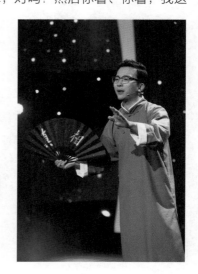

这个平台呼吁一下，不要被那些奇怪的理论和虚假的宣传所误导，特别是那些翻来覆去几个月，然后违背祖宗决定，告诉你祖传秘方的老中医。

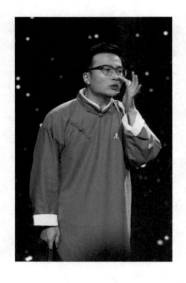

说到祖传秘方，这个东西你们看到过吗？以前家里的冰箱上或者玻璃桌面下，都有一个花花绿绿的食物相生相克的东西。说到相克，我们都懂的呀！"双子"克"摩羯"、"狮子"克"金牛"，不笑的观众克脱口秀演员。这个食物相克让我不得不想到前些年的一部非常有代表性的电影——《双食记》。说的是一个老婆发现老公出轨，然后故意接近小三，教她做菜，利用食物相克的原理，让这个吃两家菜的老公慢性中毒的故事。电影里因相克导致慢性中毒的食物是维生素 C 和虾，因为维生素 C 会将五价的砷还原成三价，产生一种类似于砒霜的毒性物质。话是没错的，但这些所谓的毒性物质要对一个成年人产生毒性反应，我大概算了一下，需要吃 150 公斤（千克）的大头虾和 15 公斤的维生素 C 泡腾片，而且要一下子吃完。别说 150 公斤虾了，这 15 公斤的维 C 泡腾片，就能直接让一个演播室那么大的游泳池"沸腾"起来！我就好奇，生活中真的会有人特意把这些凑到一起吃吗？今晚家里烧油爆大虾，哎哟，那赶紧泡一桶泡腾片当饮料；朋友请我吃全蟹宴，哎哟，那赶紧去超市买 10 斤柿子，全摆在一起，我今天就要"富贵口中求"了。所以，大家记住一句话："不谈剂量谈毒性，那可都是'耍流氓'。"

现在网络上关于食物相克的说法确实太多了，比如前两天，我看到一个标题："《神农本草经》记载，螃蟹和榴莲万万不可同吃！否则……"《神农本草经》，中医四大经典之一，几千年前写的；榴莲，金枕、猫山王，几百年前东南亚进口的。我觉得神农和鲁迅有一句一样的口头禅，那就是："我没说过这句话！"神农更惨："我没尝过这东西！"

没有标签的健忘症患者，不是好脱口秀演员

依稀记得刚开始说要试试脱口秀的时候，那可真的太兴奋了。毕竟当时每周的乐趣就是看《脱口秀大会》，没人戴口罩，一个个口无遮拦，用文字的力量和表演的艺术，把生活中的小事说得妙趣横生。我不禁感叹，那么简单的事情从别人嘴里说出来，怎么就那么好笑。嘿！终于我也有机会了，摩拳擦掌，跃跃欲试！

可是，我怎么也没想到是，公布的赛制竟然是分组命题形式！我被分到饮食组，每组6人，另外5位都好厉害：中山医院的、新华医院的、十院的、市疾控中心的、同仁医院的，而我，只是一名小小的中医，那种自卑感油然而生：我可能不行。

比赛当天，换上那套前一天晚上才到、换了3次的长衫大褂，配上一把扇子，导演组觉得至少看上去像那么回事儿了——至少是个"老"中医了！说实话，其实我现在不太愿意去回忆那一盏打在我面前的聚光灯。我也试图说了一句随性的笑话，想要继续从汪博这里开一个好彩头，但我却忘了我应该说"各位前辈、同道……"然后就是节奏完全打乱。是的，我忘词了！而且怎么救也救不回来。越着急，越空白，我听到作为观众的小伙伴们善意的提醒，甚至把我后面的"梗"都抛完了，我还是没想起来接下去的台词。直到嘉宾贝贝老师从手机里翻出我的文案提醒了一句，我才顺利地说完了一整场……

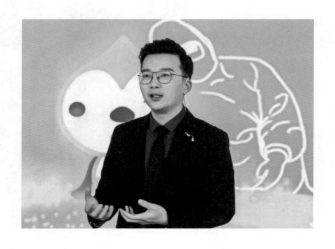

当我重整好状态去面对大家时，突然发现自己竟然从一个并没有什么特点的选手，变成了可以用"健忘"作为一个标签贴在身上的脱口秀演员，我非常感激这一段经历和体验。我也要简单说点体会。

承受每一份真切压力

《健康脱口秀》是一次崭新的尝试，是医学科普的全新模式，所以我们每一位医务工作者脱下白大褂，站上这个舞台时，都承受着巨大的压力。我们都希望能做得更好，但我们确实不一定能做到更好。这些压力都是真真切切的，我们不回避，我们用嬉笑怒骂来宣泄，我们用饕餮美食来缓解。因为只要顶住了每一次的压力，就预示着我们让自己更坚定，也更强壮了一些！

感受每一次跌宕起伏

不论是参加《健康脱口秀》，还是其他的日常工作，只有经历如过山车般的心情，才更值得去感受这个过程。仿佛心电图的起起伏伏，只有这条曲线才能证明你还活着，能体验喜怒哀乐"出"入于胸次。正因为在脱口秀中感受到了"忘词"的尴尬、失望、落魄，又从事后感受到了贴上"标签"的侥幸、乐趣、享受，让我获得了一次十足的成长。

享受每一段人生旅程

回望这一段历程，最美丽的就是留下这一段属于我们每一位健康脱口秀演员的故事。4 个小组、25 位选手、10 亿平台播放量，我们努力把医学科普做得更好玩，我们努力成为"斜杠"青年，用各种各样的方式，突破自我。最终的目的，就是为了每一位老百姓的健康。借用冠军曹医生的话："哪怕只有一句正确的健康理念被记住，也够了。"

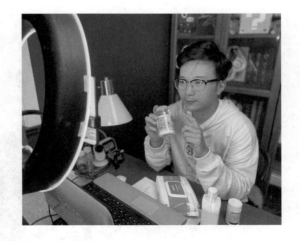

饮食要清淡，
"三高"不来找麻烦

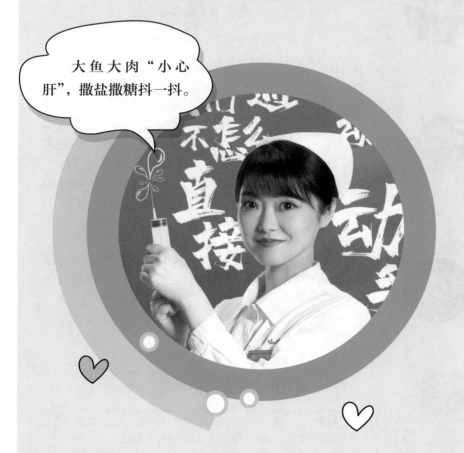

大鱼大肉"小心肝"，撒盐撒糖抖一抖。

陈轶洪

复旦大学附属中山医院心外科护士长、副主任护师

上海首届《健康脱口秀》二十四强选手

曾获国际血管联盟护理创新大赛一等奖、上海市护理学会创新
发明奖一等奖、上海市护理学会"慢病患者自我管理及健康教育创新
作品"二等奖、上海市医务职工科技创新"星光计划"三等奖等奖项

拿父亲来做例子，非常贴近生活。对于网上找的一些"梗"的运用，建议要符合上海方言特色。

——曹可凡

非常自信的一位护士长，做了很多高难度的动作，现场很多互动。但现场的效果永远是未知的，对应变的要求非常高。这也符合我们医务工作者的气质，要严谨，也要胆大心细，能够随机应变。

——田吉顺

她说的不只是养生，也是两代人代际沟通的事情。我觉得生活当中和长辈有这样可爱的互怼，也是一种情趣，值得好好珍惜。

——贝贝

喵呜990：我爸老说，我就是这样把你养大的，你不是也很健康吗？可是生活观念也在与时俱进呀，我要把这段视频发给他看，哈哈哈！😂😂😂

小毛：简直就是我和我老爸故事的翻版，太真实了。他总说我说的不对，我要让他看《健康脱口秀》。🤭

（纯享版）

（短片）

扫描二维码，观看视频

参赛作品

我的小名叫"三毛"，起源于出生时头上有三根头发特别长，那时有个老太太看了看这个"异象"，说："这是吉兆啊，代表高智商、高学历、高收入。"我爸听了高兴啊，就这样被骗走了一百块钱。

高智商，你说说什么算高？你给个数呢？高学历，是本科算高，还是博士算高？高收入，是一万还是两万？老太太你敢具体（说明）一下吗？从这个角度来说，我们就厉害多了，同样是三个高，高血糖、高血压、高血脂，我们就很具体。餐后几点几、低压多少、高压多少，标准一清二楚。

老太太，你们算命；我们呢，救命。

但我爸比较相信算命，不太相信救命。我念书的时候，他就是一个坐拥"三高"的男人。更要命的是，他还觉得很光荣："哎呀，都说得了'三高'，代表生活条件好。"就像有些人喜欢在群里晒豪车、晒名牌包包、晒五星级酒店的下午茶，我爸呢，还和邻居晒起了支架："哎呀，听说你得了冠心病啊，放了几个支架啊？两个？噢哟，那你不行，我放了五个。"感觉拥有心脏支架，就像拥有了制衡宇宙的能力，所向披靡，凑满五个支架，就可以挑战整个复仇者联盟。

我们在座的后援团的叔叔阿姨肯定有在暗自庆幸的：我只有高血压，没有糖尿病、高血脂。对不起，这"三高"之间，彼此不是孤立的，往往有着千丝万缕的联系，得了一个，另外两个也就在路上了。像桃园三结义一样，不求同年同月生，但求同年同月高！

再说回我爸，这"三高"怎么来的？一大半还是吃出来的。上海男人有一个很厉害的本事：做菜。什么酱鸭腿、红烧肉，浓油赤酱本帮菜是他的最爱。这些菜的奥妙，就是调料，盐、糖、味精……顿顿这么来行吗？身体是吃不消

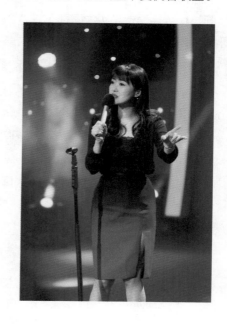

的。有时候我就在家族群里发："三高"人群千万注意，一定要少吃这种食物。他就在群里回复：尊重老人的选择，是子女最大的孝顺……没办法。就算你觉得自己再专业，在他们眼里，你要是纠正他们的生活习惯，那岂不是离造反不远了？

但是，我们也不是全无机会。有句话叫"外来的和尚好念经"。当医生和女儿的身份重合时，医生就是女儿；不重合时，哎，奇妙了，医生就是当年那个算命的老太太。

那边医生说："哎呀，你这是'三高'啊，千万要注意，一定要少吃这种食物。"只见他犹如大梦初醒，捶胸顿足："医生，你说得太好、太对了，我一定回家好好改，好好吃药。"我心里想：哎，尊重老人的选择，是子女最大的孝顺呢？

这里给大家科普一下高血脂。高血脂的最大影响是导致动脉硬化，可以简单地理解为血液中的脂类物质糊在血管壁上了。如果各位需要一个感性的认识，就回家试着把一盆牛油火锅汤底倒进下水管里，等到你被堵住管道的牛油搞得筋疲力尽的时候，就大致可以体会医生面对动脉硬化患者的无奈感。

高血脂的另一个表现是内脏脂肪堆积，最常见的表现是脂肪肝。脂肪肝长什么样呢？其实大家都见过，就是大家常吃的鹅肝的样子，平时吃在嘴里那种滑腻的口感就是脂肪肝的感觉。所以，我每次见到有脂肪肝的朋友还在大鱼大肉地吃，都会善意地、职业习惯地提醒"小心肝"。当然，你也可以含情脉脉地看着我回复"小宝贝"……

言归正传，谨遵医嘱的我爸，回家之后开始严格执行医生建议，烧菜时减少盐、糖、油的量，撒盐、撒糖的手开始抖、抖、抖。不过老陈的改变还不是很彻底，比如在吃药这件事上，他就没有贯彻得那么彻头彻尾。从医院回来后，他开始按照医嘱认真服药，可没吃几天，血压开始趋向正常，他就嘚瑟了："我血压正常了，不需要一直吃降压药了。"于是，我又拿出我的专业精神与其开展舌战："降压药不能吃吃停停，这样血管弹性会受到很大影响，反而更容易增加心脑血管意外风险。"目前为止，他还没有说"子女最大的孝顺"是什么。实在不行，我又得拜托我的同事，上演一次"外来的和尚好念经"。

医学科普：从"催人入眠"到"让人笑醒"

最初接到《健康脱口秀》的任务，我心里其实有点犯难，甚至认为这几乎是不可能完成的项目。医学知识相对枯燥和乏味，在脱口秀诙谐的气氛中表达严谨，着实有难度！但健康脱口秀将二者合二为一，观众不是看完后简单地一笑了之，而是从中收获知识，更有可能进行二次传播，是多么好的机会啊！于是，我欣然接受这样的挑战，努力在这全新的领域尽自己一点绵薄之力。当看到"催人入眠"的医学知识，用脱口秀的方式让大家"笑醒"时，我感到很骄傲。

用"普通话"讲"科学"

作为一线医护工作者，在日常工作中，一方面，我们能切身体会到老百姓对医学知识的渴望及需求；另一方面，他们又缺乏有效的获取途径，常常掉入各种各样、五花八门的伪科学、伪科普的陷阱里，不少老百姓都曾上过当、吃过"药"。

医学是极其复杂的学科，那些晦涩难懂的医学书籍，离普通老百姓的距离相当遥远！怎样把它们变成大众都能理解的语言？这需要全体医务工作者的智慧和努力，当然，这也是我们的责任！做大众化的科普，讲老百姓关心的热点话题，让老百姓能听懂你在讲什么，听完之后知晓自己有哪些地方可以改进、完善，真真正正能丰富一点知识结构，从而提升自己的健康水平，这就是医学科普的意义！

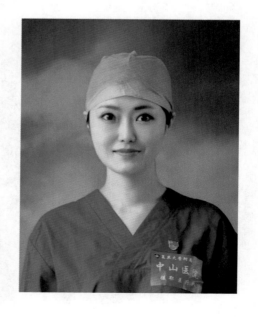

传播知识不难，难在如何让大家听得进去。在参加《健康脱口秀》之前，我和我爸关于他的"三高"问题经常斗智

斗勇。在我看来，将自己的故事讲出来，引起大家的共鸣是喜剧的特色，脱口秀的内核是将现实幽默化。于是我把自己生活上遇到的事，用戏谑的方式告诉观众。这一刻我和大家一样，只是一个劝不动父亲的女儿。

看到朋友圈里刷屏分享的《健康脱口秀》金句集锦，我和另外 24 位优秀选手都感到非常欣慰。通过这个平台，我们达到了传播知识的目的，而且这种幽默、诙谐的方式，老百姓的接受度更高。科学的语言完全可以翻译成"普通话"来讲述！

上医者，治未病

生病了就得去医院，这是老百姓都明白的道理，但不是我们医务工作者希望看到的画面。无论轻重，疾病本身都会给患者带来痛苦，怎样提高广大老百姓的健康素养，应该是我们医务人员的终极目标！防患于未然，需要在根本上转变健康管理的观念，从"有病治病"转变为"无病防病"，包括各类慢性病、常见病的三级预防，各种健康理念的宣传，定期体检，等等。

数字时代来临，信息化全面铺开，很多所谓的"养生法则"让普通老百姓眼花缭乱、难辨真伪，这就更需要我们医务工作者尽到责任，切切实实做好相关知识的宣传、普及工作，去伪存真，给老百姓正确的引导。上医者治未病，实现从"治已病"向"治未病"的转变，才能真正提升广大人民群众的健康福祉。

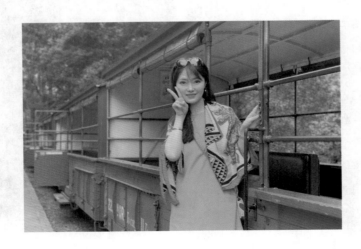

快乐杂环胺，健康不喜欢

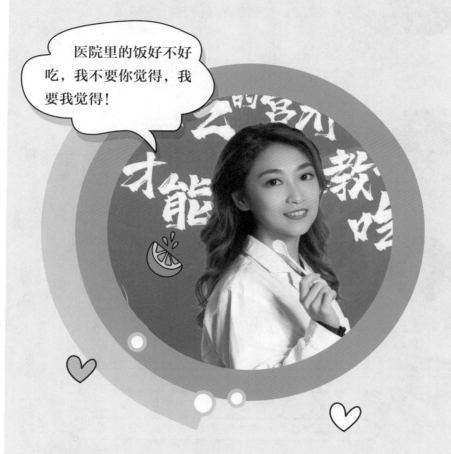

刘 璟

上海交通大学医学院附属同仁医院营养科营养师

上海首届《健康脱口秀》二十四强选手

　　曾获上海市健康技能大赛第二名、上海市首届膳食营养大赛亚军、上海市临床营养优秀青年演讲比赛二等奖、上海市"医师讲堂"健康科普抖音短视频大赛十佳健康科普达人等奖项

评委点评

　　文案可以再精简一点，既然已经拿汪正园做"梗"了，就"做"到底，把他变成你故事里的一个人物，反复"做"，那样会更生动、效果更好。

——曹可凡

　　和前面都不一样的点是，她是用一个故事把它串下来的，这个想法特别好。

——田吉顺

　　个子小小的一位选手，却能让人感受到她对科学、对医学、对自己职业的执着。中间有一个冷场的时候，她的临场反应令人非常惊喜，就凭这一点，也值得多给五分。

——贝贝

网友互动

 孙智慧8959：健康专家一席话，让我茅塞顿开！

月影：我儿子说，同仁医院的住院餐比学校食堂好吃。

布布：我也是营养师，太有同感了。可是为了大家的健康，要坚持啊！

星语星愿：杂环胺不可怕，可怕的是没有节制。饮食有度，杂环胺令人快乐！😄😄😄

医院里有内科、外科、妇科、小儿科……还有个越来越重要的科室——临床营养科，我就是营养科的营养师！大家都知道住院餐肯定没有家里做的好吃，那都是我的功劳！快来夸我！医院里的饭好不好吃，我不要你觉得，我要我觉得！面对那些患者，我还是可以的，但是最不敢面对的就是我的家人们。

（纯享版）

（短片）

扫描二维码，观看视频

中秋节，婆婆做了一桌子菜，还特意端上一道松鼠桂鱼放到我面前。婆婆说话了："这道功夫菜可花时间了，足足做了一下午，啊——"意思要我夸她，我当然会啊，张口就来："长时间的高温油炸会使鱼肉中的不饱和脂肪酸转变为反式脂肪酸，还会生成杂环胺等致癌物。杂环胺知道吗？致癌的！"再去看我婆婆的脸色，从期待变成了惊恐。在我一旁啃着大猪蹄子的"大猪蹄子"马上拉住我的手，冲向了楼下。回头看婆婆没有追来，"大猪蹄子"开始说话了："你怎么可以这样，把这么诚实的话说得这么'性感'！这盘松鼠鳜鱼，连松鼠都没有，算什么有营养！走，我带你去吃有营养的！"

到了饭店，老公拿出菜单，熟练地和服务员说："这个好，这个也好。这个要，这个也要。"看到他点菜的样子，真的是太帅了！过了一会，服务员就像大内总管一样上菜了，有烤鸡翅、烤羊肉、烤鱿鱼，全都是烤串啊！黑黢黢一大片，作为营养师，我完全看不下去了！我发飙了："你点的这些是有营养的吗？烧烤食物会有苯并芘、亚硝胺和杂环胺，还会引发消化道癌症。杂环胺知道吗？你和你妈一样，都喜欢杂环胺，致癌的！"周围一片寂静，"大内总管"手里还举着肉串，一滴黑油滴在他的鞋子上。过了一会，他很不屑地看了我一眼，走了！我也走了！回娘家！找我妈妈去。

门开了，我妈站在门口看到我，

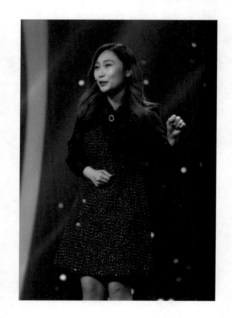

说："一看就知道，你和你家'小猪蹄子'吵架了，是吧？没有关系，家才是你的'避风港湾'。妈妈挺你！来，先把这盒月饼给楼组长送去！"我接过月饼，门就关上了。我的亲妈啊！我饿着肚子，家门还没进哪！算了！先去送月饼！

楼组长家的门打开了，我本来是很饿的，但是看到楼组长，我一点都不饿了。你们知道的，我个子小，我就站在她的影子里，房间里的光一点都透不过来。因为楼组长有两个我那么大，而且是那种苹果型身材，中间大、两头也不小。你们看过俄罗斯套娃吗？就是套娃的样子！

"套娃"阿姨和我说话了："谢谢你哦，特地来送月饼哦！这个月饼看上去老灵的，你吃过了吗？"

啊！这个月饼我会吃吗？不可能的啊！当然，我觉得我还是要客套一下："阿姨……这个月饼哦，我妈妈花了很大力气做的，这里面的料是很丰富的，糖加了不少，油也很多的，我还没有来得及吃呢！"

楼组长看看我，笑眯眯地又加了一句："自己做的月饼，一定更健康！"她不说这句话还好，一说这句话，我又像被打开了开关一样："一块 50 克的月饼 200 大卡，里面含有脂肪 10 克，还有很多糖，长期摄入容易血糖飙升，还会导致 2 型糖尿病、心血管疾病、多囊卵巢综合征等！"

现在"套娃"的脸色和我婆婆一模一样了，我就只能回家了。妈妈把门打开，脸色很差，这么快，小报告肯定已经打过了。老妈说："是的，家是你避风的'港湾'，但是，'船'总要'出航'的。今年国庆你就不要回来了，我们准备出去旅游！"

亲妈呀，我还没吃饭啊！我想不通，到底是大家追求口腹之欲太执着，还是我追求营养太执着呢？

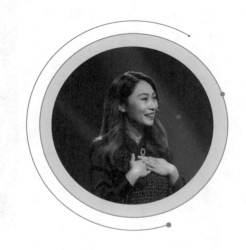

让科普变得"有意义"，更"有意思"

将"平衡膳食，合理营养"的知识和技能传播给大众，是我们营养师的重要任务之一。无论是通过纸质媒介、电子媒介，还是网络媒介，无论是走上讲台，还是走向社区，走向大众，都让我们的营养知识能指导大众健康饮食，养成良好的生活习惯。但是，科普文章，大家都看懂了吗？营养讲座，大众都听懂了吗？他们的饮食行为，真的因为科普而改变了吗？

做"有意思"的科普

于我而言，健康脱口秀不同于以往的科普，创新的脱口秀科普形式让科普变得不但"有意义"，而且更"有意思"！可是，如何将"有意义"和"有意思"完美地结合起来，也是我们这次脱口秀的挑战之一。为了能让大家在生活细节中发现错误的饮食习惯，我的这场脱口秀将平时老百姓生活中的错误行为演绎出来，通过生活中的反面教材进行科普。所以，对表演也是有一定要求的，感谢节目组的导演全程指导，令我受益匪浅！另外，如何巧妙地将科普知识点融入故事里，贴近生活，使观众在轻松的氛围中掌握正确的健康知识，从而养成主动的健康行为，是我未来努力学习的方向。

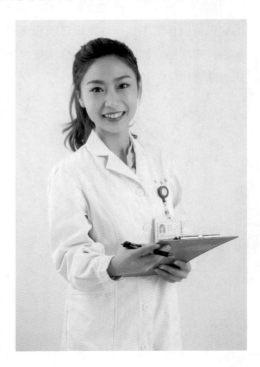

做"有创新"的科普

很荣幸能参加首届《健康脱口秀》，这次大赛不仅开拓了我的视野，也让我认识了很多优秀的同行，更让我对健康科普的未来充满了信心和期待！

回首在舞台上的时刻，

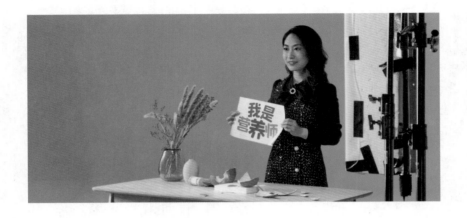

仿佛就在昨天，我的心仍在颤动。比赛的过程紧张而不乏秩序，参赛的25名医护的表演不仅注重专业性、知识性，更是通过精妙的切入角度、通俗化的语言、趣味性的表现形式，将健康科普知识"包装"成大众喜闻乐见的形式。节目浏览量足以证明，健康脱口秀深受大众喜爱，使科普真正融入了老百姓的健康生活。

赛后，与评委老师和参赛选手们进行了学习交流，让我客观、充分地认识到自身的不足，并发现在顺应新形势下的医学科普之路上，不仅有很多志同道合的朋友，还蕴含了强大生命力，让我对医学科普有了更深的感悟！

快乐孕期，健康吃鸡

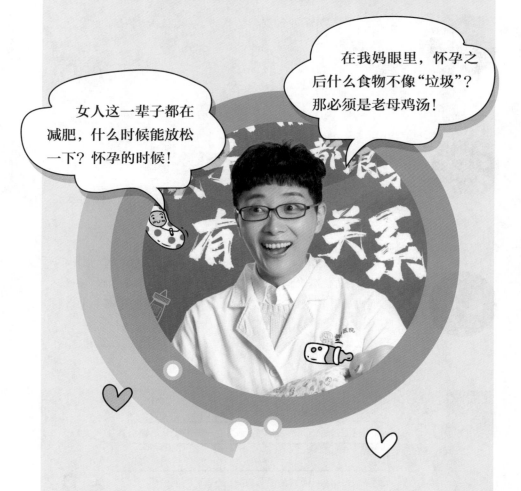

倪佳颖

上海交通大学医学院附属新华医院妇产科主治医师

上海首届《健康脱口秀》十强选手

曾获精诚奖——2021首届医生科普大赛（上海）十强选手、上海市青年医学科普能力大赛一等奖等奖项

评委点评

你让观众进入到共情状态，可以使大家对你的内容产生共鸣。

——曹可凡

舞台感觉特别棒，现挂都出来了，直接对话前一名选手。我也是妇产科医生，我就在挑刺儿，看哪儿错了，没想到都对了。

——田吉顺

她状态很好，呈现了我想象当中医生讲脱口秀的那个最舒服的状态。作为一名脱口秀首秀选手，非常厉害。她说到妈妈对怀孕期间吃老母鸡的执念，简直就是同一个世界、同一个妈妈，非常真实。

——贝 贝

网友互动

 对方正在输入：和病房里的倪医生一样可爱啊。♥

猫：这不是我生娃时候那个倪医生嘛！还有这两把刷子啊！

 酱蛙：快乐孕期，科学吃鸡！🐔

伟伟：倪医生了不得啊，跆拳道、射箭都很厉害，现在又跨界讲脱口秀啦！😎😎😎

最近我参加了一次同学聚会，去看，我曾经的"男神"。看一眼之后，嘶——有没有姐妹可以告诉我，是什么能让一个曾经阳光帅气的俊秀小生变成一个宽厚、"稀疏"的中年男人？是工作的压力吗？还是吃得停不下来的嘴？其他同学说，不是的，是他老婆怀孕了。哦，我秒懂了呀！这不就像我姐夫嘛！前天我去他们家吃饭，饭桌上笼罩着神秘的气场，本来以为是我姐怀孕之后，变"作"了，我姐夫压力一大，发腮了，原来大家都一样！

（纯享版）

（短片）

扫描二维码，观看视频

八宝鸭，鸭肉烧烂了融化在糯米里，再加八种配料，味道老灵额！我姐说，不能吃，八宝鸭的饭太糯太油！我听得一愣，粒粒分明，阿姐你以后要吃夹生饭？第二道菜上来，咸蛋黄炒南瓜，色香味俱全，味道老灵额！我姐连连摆手，网上说了，咸蛋是腌制品，孕妇不能吃的！最后啊，一桌菜捡来捡去，我姐就吃了个青椒，她竟然还嫌弃是个有味道的青椒，用白水把调味料都洗掉了。别问剩下的菜在哪儿，问，就是我姐夫包圆了。

姐妹们，说这个故事，难道我是为了告诉你们：孕期的饮食除了讲究健康和品质，还必须保证孕妇和胎儿的基本摄入需求，否则宝宝会长不大吗？当然不是，我是为了告诉所有男同学，千万别在老婆怀孕的时候去参加同学聚会，一胖毁所有！

如果我说，女人这一辈子都在减肥，各位在座的女同胞同不同意？谈朋友的时候节食一下，瘦出个瓜子脸；穿婚纱的时候，身材是不是达到了你这辈子的巅峰！

诶，那什么时候能放松一下？就是怀孕的时候呀！相亲之前没敢吃的汉堡，婚宴上

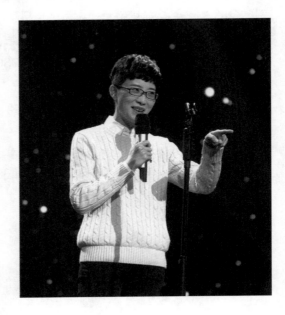

没来得及吃的大闸蟹，怀孕了都吃起来！我的脑子里这时就有两个小人，左边的小人说："吃呀，快乐呀！"右边的小人说："没营养，'垃圾'！"哟，这话怎么这么熟？你，你是汪正园的老婆吗？不对，这声音听起来像我妈！

其实我也好奇，在我妈眼里，怀孕之后有什么不像'垃圾'？你猜她怎么说？鸡汤！必须是老母鸡汤！妈妈们对老母鸡汤的执着，绝对超出我们的想象。我妈说："一碗老母鸡汤要有灵魂，烧出来必须有一层金灿灿的油，鸡皮要和鸡肉分开，鸡肉要和骨头自然分离，喝上一口，味道不要太灵哦！"我妈还说："当年有钱人怀孕要吃满 18 只老母鸡，只吃 10 只都不算有钱！多喝汤少吃肉，营养都在汤里面。"但是姐妹们，你们有没有想过，18 碗汤喝掉了，18 只鸡去哪里了？我妈又说了："你爸吃掉了，你满月的时候，你爸说了一句'这辈子都不想再吃鸡了'。"

姐妹们，领悟到真相了吗？只吃鸡，但血脂不会升高的秘密！

还有一个词也很熟悉啊：少吃多餐。这个词听起来就很健康。但是，当你怀孕了，妈妈的脑子里就只剩两个字——多餐。

各位，孕期正常的体重增长只在 26 斤（13 千克）左右。长太多的话，孩子容易（长得过）大，产妇也不容易恢复。诶，下面有人说了，孩子大一点是好事，好养活，是吧？拜托，新生儿超重，真的只是超重好吗？但是我妈，仍然梦想着娃娃生出来能长得跟年画里似的，变着法儿劝我多吃。比如：孕晚期孕妇，每天摄入的标准热量是 2300（千）卡。她的算法是这样的：孕妇需要 2300（千）卡，肚子里的孩子 2300（千）卡，孕妇老是说饿啊，再准备 2300（千）卡。燕窝鱼翅老母鸡，堆积你的卡路里。要是我们每个月的工资都能这样发该多好啊：月薪 8000，我需要 8000，我孩子8000，还有 8000 在银行备用。老板说，想得美！

姐妹们，宝宝的生长发育就靠卡路里堆出来吗？当然不是，均衡营养，适当就好，多了会伤身哦！

讲台？舞台？舞台！讲台！

我参加上海交通大学第八届青年教师教学能力大赛预选赛时，就有一位老师点评说："你讲课的语言太科普化了，不专业，要改。"没想到，就是这位老师挖掘了我做科普的潜能！

《健康脱口秀》给了我展示自己有趣灵魂的机会，平时没机会展示吗？显然，我不是偶像，但是先有了包袱！穿上白大褂，在大家的印象里就该是个正经的模样，职业带给我们的刻板印象被长时间反复地刻在大众脑子里。十几年的行医生涯中，我慢慢察觉出医患沟通的困难、医患矛盾的加重，其中部分原因就是因为知识信息的不对等、对疾病和生命认知的不对等。教学生是教，教患者、教老百姓也一样是教，让大家站在同一个知识层面交流，可以减少沟通的障碍。

脱口秀稿件被舍弃的部分：那我来给大家说说，怀孕期间到底能不能越吃越瘦。比如，有一个概念叫 GI，其实就是血糖生成指数。同样一类食物，GI 各不相同，如果选，就选低的那一种。打个比方，孕妈妈们碳水（化合物）摄入在 300 克左右，高需求的孕妈妈们该吃什么？主食如果选大米，籼米 GI71、粳米 GI78，选籼米；煮米饭要粒粒分明，不能软糯，GI 低！夜点心？来个煮玉米，要选甜玉米，不能选糯玉米，因为甜玉米 GI 更低。素菜怎么办？弄个榨汁机，GI 最低的那几样往里面扔：豆芽、菠菜、芹菜、黄瓜和海带。今天喝一杯，明天你就是怀着孕的"维密"！

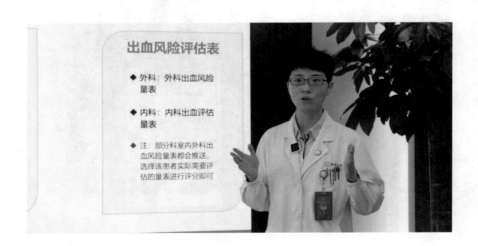

像不像上课？我甚至配好了 PPT，把各种食物的 GI 指数展示出来；并且当时对于这段"讲课"内容很得意。结果，第一次开放麦的时候，下面的观众毫无表情，听完这段稿子后，他们甚至都记不住这一段内容。针对不一样的人群，选择的科普方式如果还是讲课，我们以为我们科学了，可是观众并没有被知识的光芒普照到。

脱口秀稿件被舍弃的部分：最近我发现，民间养生专家越来越多。就拿孕期饮食来说，随便打开一个短视频软件，都会有成千上万个专家向你提供建议。我仔细看了一下，他们中有男性，有女性；有年纪大的，也有年纪轻的；有穿白大褂的，也有穿白背心儿的；认证信息有企业的，也有个人的；有说要多喝牛奶的，也有说不能喝牛奶的。

为了参加《健康脱口秀》，我特地去"恶补"了近两年的《脱口秀大会》，悲伤地发现，自以为很优秀的开场白又要重写了，因为它真的太长。不直切主题，观众会搞不清你想说什么，随后手指一划，今日份科普结束，不超过 5 秒。

感谢上海市卫健委健康促进处和上海教育电视台，让我有机会深度打磨对科普的认知！让知识服务于百姓，把我的讲台放上舞台！

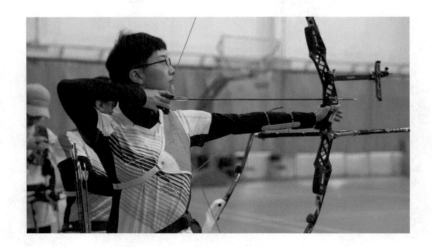

齿间面包与玫瑰

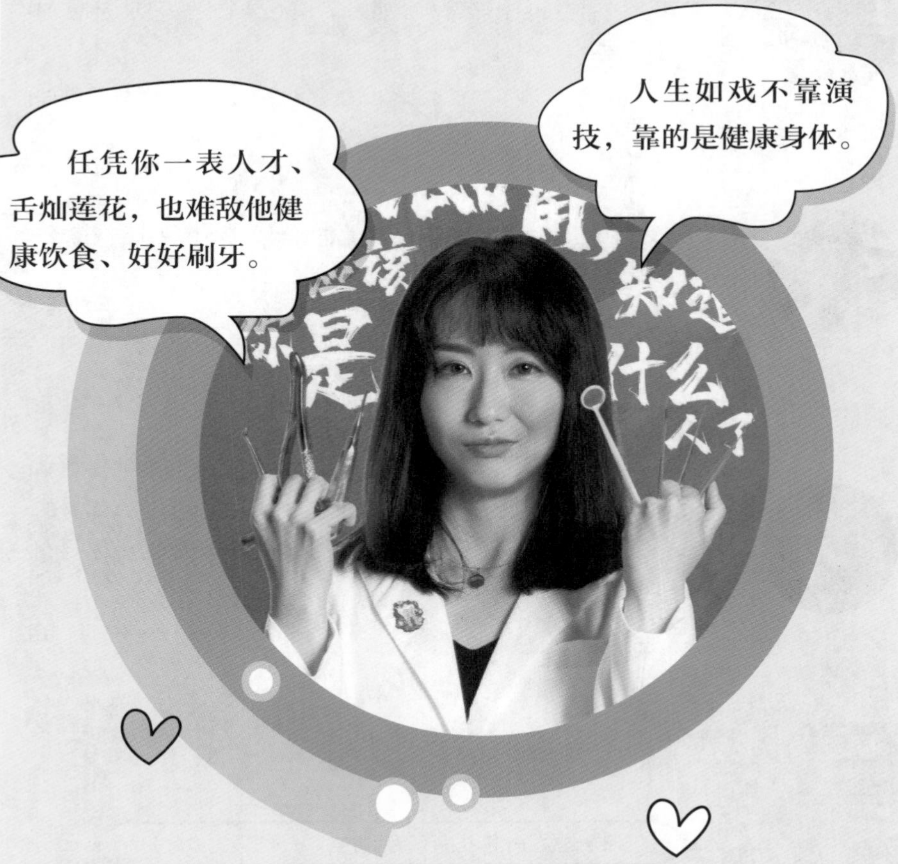

> 任凭你一表人才、舌灿莲花，也难敌他健康饮食、好好刷牙。

> 人生如戏不靠演技，靠的是健康身体。

秦嘉若

上海市第十人民医院口腔科主治医师

上海市首届《健康脱口秀》二十四强选手

曾获上海市住院医师规范化培训优秀住院医师、"唯爱伴我行，上海市住院医师科普月月讲"大赛一等奖、上海市青年医学科普能力大赛三等奖、全国健康传播金牌讲师大赛十强等奖项

评委点评

就像说相声一样,她把自己老公拿出来做一个范例、一个对比,这个非常好。如果表演感再收缩一点,会更加打动人。

——曹可凡

到目前为止,这是完成度非常高的一个脱口秀,整个文案都做得特别好。

——田吉顺

这是今天我最喜欢的一个文案,如果表演能够更加举重若轻一些,更加娓娓道来一些,会更配得上这么优秀的文案。秦医生是一名气场很稳的选手,我觉得医生需要有这样的气场。

——贝 贝

网友互动

 老张:这女子,嫽扎咧(陕西方言"好极了"的意思)!

林晓生:我要赶紧去搞我的蛀牙!

 小金鱼:疫情期间,能看到这样的脱口秀,让人眼前一亮,为他们的表演点赞。👍👍👍

今天的主题是饮食，都说饮食男女，那我们就来聊聊男女。一说这个，你们的眼神马上就变得很兴奋嘛。我就是我们营养学汪博士说的"很难被搞定的女的"之一。但是单身这事儿，责任不在我。我刚上大学那会儿，一进我们班，只能用一句古诗来形容：千山鸟飞绝。

（纯享版）

我的闺蜜就不同意这一点，她认为我单身完全是因为太挑剔，还数落我："你咋回事？人家看见帅哥一笑，都是'super idol（超级偶像）的笑容，都没你的甜。'你呢？你就只会说'这男的有问题，牙齿不齐、中线很偏，

（短片）

扫描二维码，观看视频

不行不行。'人家嘴凸不凸、牙齐不齐，跟你有啥关系？别人跟帅哥谈感情，你就只能谈病情。幸亏你是口腔科的，你要是泌尿外科的……"我一听，她这是给我确诊了：职业病导致单身，属于"工伤"。

有一回，她给我介绍了一个对象，说这人条件不错，关键是长得好看！哦，长得真的好看吗？我这该死的胜负欲，去见一见！

那天我们约在一家气氛很好的餐厅，灯光悠悠地洒在对方脸上。结果第一道沙拉刚上来，他一口、两口，直到最后一口肉都被挑出来的时候，他对我莞尔一笑，说："我知道的呀，你们女孩子怕胖，所以只吃蔬菜。"真是没想到，这位"施主"不是想给我一个家，而是想送我出家。

但这仅仅是一个开始，从上汤到主菜，他凭一己之力打破了原有的宁静，整个餐厅都回荡着他吧唧嘴的声音。他那张嘴，就像一个黑洞，我感觉它在召唤我。一回去，我就跟我闺蜜说："这男的有问题。

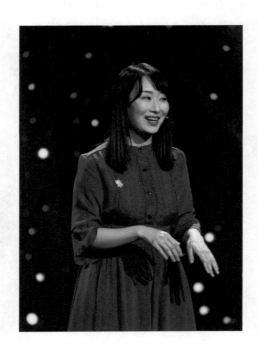

他吃饭易咬唇，牙长有露龈，牙周已退缩，唇肌松弛，口喷飞沫。诊断是牙列不齐、前牙深覆盖、牙周炎，赶紧让他预约挂号吧！"什么"男人的嘴，骗人的鬼"，不存在的！一张嘴，饮食习惯、卫生习惯一目了然。眼瞅着我的职业病再次发作，闺蜜赶紧劝我："你不能这样，找对象不要太挑，生活习惯都要再教育，你就当这是养成游戏。"我说："我不想养成，只想游戏。"

果不其然，现在我老公就是个开发游戏的。我看上他最重要的原因是他牙齿整齐、早晚刷牙，笑起来还有点像木村拓哉。但是我大意了，原来木村拓哉胖了，睡觉也打呼。

前段时间，他再一次立志要节食减肥。有天晚上他吃完饭回来，出于关心，我就问他吃了啥。只见他含糊其辞、支支吾吾、眼神逃避，还躲进了卫生间。这男的有问题！我的脑海中迅速闪过了无数种可能性和一首《回家的诱惑》，我已经在盘算：如果我在他身上闻到别人的香水味，那么让他净身出户的可能性有多大。就在这个危急关头，他打了个嗝，我赶紧凑上去一顿猛嗅。前调：硫基蒜香；中调：脂肪酸与醛类，裹挟着散发柠檬香气的蛋白质；后调：芳香味化合物糅合淡淡咖啡因苦味。真相只有一个：他晚饭吃了蒜香炸鸡，还喝了一杯咖啡。当时我就生气了，他竟然去吃炸鸡，不带我！第二天，我下班回到家，就看到门口放着一个快递盒子，上面写着我老公的名字，里面是强效漱口水。这男的有点东西的，已经开始学会掩盖"作案痕迹"了。万万没想到，我避开了养成游戏，还是没能逃过解谜游戏。

人生如戏，全靠演技吗？不，靠的是健康的身体。所以，如果你不想和医生玩冒险游戏的话，那么就请从好好刷牙开始，管好自己！

治口疾与脱口秀，孰难？

从医十余载，每每与患者交流，都让我思考一个问题：看病就只是看病吗？在门诊中，我们口腔科医生接触到的患者横跨了各个年龄层，最常见的疾病有两种：龋病和牙周病。想要降低这两种疾病的发生率，关键在于预防。而我们面对的困境是：当人们重视口腔问题时，往往已是"亡羊补牢"。

机缘巧合，让我发现了做医学科普的意义和乐趣。如果我们"跑"快一点，"跑"在疾病发生之前，是不是就可以不损一兵一卒，取得胜利？所以作为医生，我们需要反复地、变着花样地说，才能让大众重视健康问题。

现在常用的科普形式，有写科普文章、做科普视频等。开始做科普之后，每每让我感到满足的是，患者看过一些科普内容，哪怕不能完全做到，但每次就诊时能给我一些反馈，比如："我看了你们的视频和文章，觉得很有道理，现在更重视自己的口腔健康了。"这就像在他们心里埋下了一颗种子。可是，仅靠一人耕地的播种效率，怎么比得上机械化生产呢？

为医学科普"机械化生产"开辟新思路

平时大家来口腔科就诊，多少都会有些恐惧，一想到自己躺下来面对刺眼的灯光，耳边还有高频率的钻头声，就会让人忍不住浑身发紧、背脊发凉。遇见紧张的患者，我们通常以疏导和缓解其紧张情绪为主。如果在

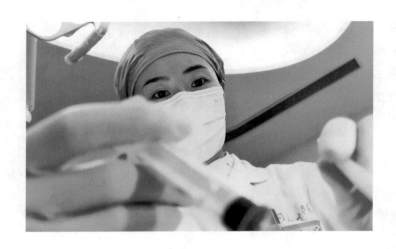

日常接诊过程中就可以运用脱口秀中诙谐、幽默的表达，用恰当的比喻，让患者理解要一起面对的事，自然会事半功倍。

况且，脱口秀的传播更为广泛，受众接受度更高。这种形式在平时做医学科普时应该多运用，让各个科室的医生一起来讲脱口秀，使大众更易接受专业知识。但是，健康脱口秀并不是简单机械地把科学知识点改编成好笑的段子，还需要很多技巧。不能为了单纯的喜剧效果，而讲不清楚知识点，让 1 加 1 小于 2，就得不偿失了。一个好的健康脱口秀文案，需要我们不断摸索、不断打磨。

为医学科普"百姓大舞台"提供新方向

以健康脱口秀为载体，在医生之间、医患之间构建良好的沟通方式。当一个医学知识点涵盖了多个学科的时候，不同科室的医生必须沟通，把其中没有理解到位，或者容易出现理解偏差的内容作出调整，才能保证科普的专业性、权威性。健康传播绝不能在源头就出现误传，导致大众接收到的信息出现更大偏差。脱口秀的舞台就提供了一个得天独厚的交流平台，它轻松的氛围不同于学术会议，可以让奇思妙想尽情碰撞。

在传统观念里，老百姓都认为医生应该是严肃的，但其实医生的性格是多样的。医生的刻板印象就像是"教导主任"，爱板着脸、没说几句就不耐烦。一旦大家有这样的成见，自然会影响医患沟通，不利于健康知识的传播。让老百姓真切体会到医生也是普通人，亲切的态度、幽默的表达，会让沟通变得顺畅，让交流更主动。只有打破专业壁垒，才能更接地气。

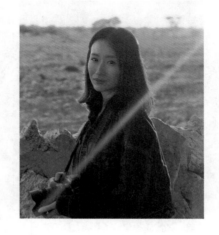

面对疾病，我们要严谨、不留情面；面对大众，我们是朋友、是战友。戴上口罩讲实力，摘下口罩讲科普，要做有技术的医生和有温度的健康传播人。

奶茶喝多了究竟有何危害

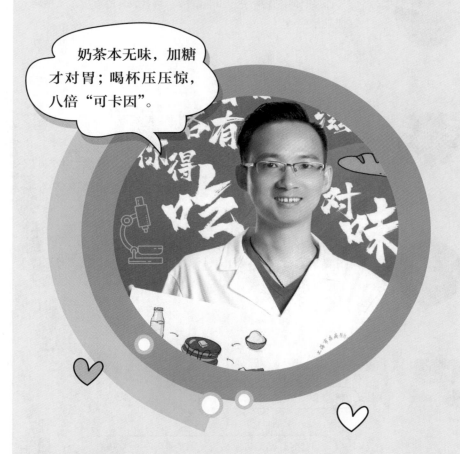

奶茶本无味，加糖才对胃；喝杯压压惊，八倍"可卡因"。

汪正园

上海市疾病预防控制中心危害监控所营养健康科副主任医师、博士

上海首届《健康脱口秀》二十四强选手

曾获全国地方病健康教育工作先进个人、精诚奖——2021首届医生科普大赛（上海）十强选手、上海医学科技奖成果推广奖、中国营养学会科学技术奖三等奖等奖项

评委点评

内容很好,舞台的展现有感染力,让人在哈哈一乐中,就把他的话听进去了。做医学科普,这很重要。汪正园成功了!

——曹可凡

非常能带动气氛的一位选手,肢体语言丰富。如果语言上的表现力再加强些,会很有市场。

——田吉顺

他人不在江湖,但江湖永远有关于他的传说。一个营养学博士,为了来做医学科普,为了一盏灯,都被逼成什么样儿了?必须亮灯。

——贝 贝

网友互动

帆:有才、有趣、有招。😊

猪猪:这是专业最终输给了爱情呀~ 🙄🙄

阿昌:我也学营养的,跟汪博士有同样的甜蜜的烦恼! 💙

Amiya:奶茶当然可以喝!这句最动听了。放心吧,博士,我一定听话,少放糖,不过量! 🌹

不知道你们是怎么看营养学博士的，我老婆是这样说的，爱管别人吃喝的人。精辟吧？今天我就来说一说我管她吃喝的事。

（纯享版）

（短片）

扫描二维码，观看视频

我和老婆是相亲认识的，并且是"群殴式"相亲。简单来说，就是一群搞不定女人的男人和一群很难搞定的女人聊天、吃饭，并妄图搞定对方。在茫茫人群中，有个女生坐在角落低头看手机，很文静，很漂亮。我很好奇，挤过去想看看她到底在看什么。哟吼，她居然在看我写的科普文章，看就算了，还点赞、收藏、转发。我觉得我的单身生活要结束了。为了追到她，我天天给她转发我写的科普文章，什么《奶茶能量高，一杯奶茶三碗饭》《奶茶糖分高，有害健康》，她收到后很激动，还会和我就文章内容展开激烈的学术探讨。我告诉她，一杯中杯奶茶的能量相当于 6 两（300 克）米饭，差不多 3 小碗；添加糖含量大约 50 克，已经是健康推荐的上限了。学了那么多营养学知识，情场上也能用得到，老祖宗没有骗我啊，"书中自有颜如玉"。终于，在我详实数据和缜密逻辑的感化下，她把我拉黑了。后来介绍人告诉我，原来她是一名资深奶茶爱好者，就是那种一周要喝三十杯奶茶的人。爱是需要包容的，我再也没有在她面前抨击奶茶了。再后来，她就变成了我老婆。

女人一般都会选择性屏蔽。我和我老婆说，含糖饮料不利于健康。我老婆就说，哼，这个月工资还没上交吧？我说牛奶是健康饮品，茶也是健康的。她

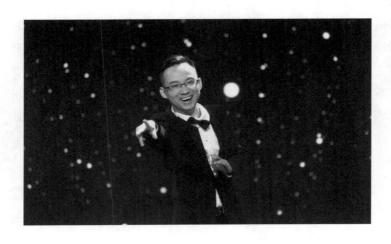

马上下单买了两杯奶茶。我老婆是个路痴，但她心里有个奶茶店地图。和她逛街，她面带微笑，说明奶茶店就在前面；面无表情，说明奶茶店有段距离；表情痛苦，说明她要上厕所了，而且找不到厕所。

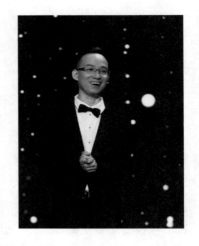

　　有一天，我看到一篇文章，题目是《29岁女子常喝奶茶，喝进ICU！》。这篇文章太好了，我又开始在"作死"的边缘试探，拿给我老婆看，想看看她的反应。第一天，我没看见任何反应；第二天，我还是没看清任何反应；第三天，我眼睛消肿后，终于看见了。这就是"女拳"啊，消肿要三天。

　　我老婆也有温柔的一面，就是生病的时候，我和很多暖男一样，说"多喝热水"。我老婆对我说："哼，直男癌。"这句话说得我舒服啊，看看我这个样子，能说我直的人也不多，就当这句话是鼓励吧！我亲自做奶茶安慰她。做奶茶很简单，红茶煮好，牛奶倒上，混在一起，晃一晃，"汪氏奶茶"隆重登场。来，我先喝一口，这个味道哦，我跟你讲，就是不如外面买的香。直到这一刻，我才明白"奶茶本无味，加糖才对老婆的胃"。

　　有的人嗜糖成瘾。说到成瘾，最可怕的是毒瘾。但我告诉你，糖的成瘾性是可卡因的八倍。吃糖上瘾后，就会获得一个"健康大礼包"，里面有龋齿、肥胖和糖尿病"三件套"。当老婆听到糖尿病的时候，我看到了她眼神里的害怕，她和我说："好害怕啊，喝杯奶茶压压惊吧！"奶茶送来后，我一看，居然是无糖的。原来她听进去了，奶茶改喝无糖的了，频率也变少了。我发现，虽然我老婆奶茶中的糖少了，但我们夫妻感情的甜度啊，爆表了。奶茶可不可以喝？汪博士可以很负责任地说，它又不是毒药，当然可以喝，但喝多了肯定有害健康。那奶茶要怎么喝才对呢？一个礼拜一杯。

**参赛
手记**

有趣的科普最"营养"

　　我一直认为，年轻的秘诀就是对生活和社会保持热情和好奇。我比较喜欢接触新的事物，特别是营养圈里的，什么网红奶茶、网红蛋糕、植物肉、网红餐厅等，我都第一时间关注。越是关注这些网红食品，越是发现消费者在选择食物时候的不理性，经常被所谓的"网红"骗财、骗"材"，花了钱，对身体还不好。大概四五年前，我开始走上和网红食品"斗争"的科普道路。刚开始做科普的时候，很无奈，网红的力量太强大，像我这样其貌不扬、名不见经传的营养学博士的发声，传播度很低。

健康科普千万条，有趣应是第一条

　　近些年，随着短视频、脱口秀的流行，我开始转变了自己的科普风格，将之前一板一眼"学究式""说教式""填鸭式"的科普方式往幽默、有趣，甚至略带一丝调侃的方向发展。最初改变科普风格的时候，我还比较担心，毕竟是营养学博士，又在事业单位工作，担心风格的改变会颠覆别人对我的认知和看法。很幸运，改变风格后的科普视频很快得到了精诚奖首届医生科普大赛的"赏识"。在总决赛时，我选择了相对比较幽默的方式，"抨击"了网红代糖食品。现场评委都是各自领域的专家，甚至还有两位院士，本来还非常忐忑，担心可能不一定会有好的效果，但最终获得"年度十强"

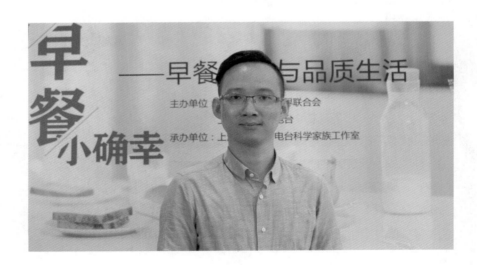

的称号。也正是这一次比赛，坚定了我认为的"有趣的科普最'营养'"的想法。

《健康脱口秀》点燃创作热情

"精诚奖"后不久，《健康脱口秀》节目向我抛来了橄榄枝。能被这份幸运砸中，我没有犹豫，不管是新的尝试还是玩票，我觉得都很好。我是 9 月加入团队，11 月录制节目，12 月才播出。近 3 个月长时间地打磨、排练和等待，我对《健康脱口秀》的态度早已由最初的兴奋，转变到后来的疲惫，再到无感。本来以为不会引起多大"水花"，没想到节目播出后，很多人碰到我，都会用文稿里的内容和我开玩笑，例如：我不吃晚饭，直接喝奶茶可以吗？奶茶使我快乐，快乐最重要……这些话虽然听起来不是很着调，但是我知道《健康脱口秀》的尝试成功了。科普的终极目标，就是让听众准确地接受你想要表达的核心内容。

健康科普也要"凹凸有致"

节目结束后，我在进行健康科普创作的时候，开始更加大胆地引入脱口秀的风格。对于健康科普，我从个人经验角度总结了 3 个字"少、多、实"。"少"：核心知识尽量少一点，观点不要大而全，围绕一个知识点讲透；"多"：在表述上，幽默桥段少不了，风趣生动的描述可以多一点，让"高大上"的科学远离枯燥，更接地气；"实"：要想让人记忆深刻，看得懂，更要易"上手"，实操性强的内容对健康生活更有指导意义。

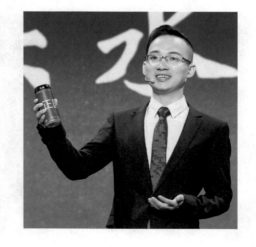

当医学科普褪去生硬枯燥的"外壳"，展露它生动有趣的"灵魂"时，同样可以吸引眼球，成为健康大餐的最佳"作料"。脱口秀是一种非常合适的载体，只有这样，伪科学的生存空间才会越来越小。

"健康脱口秀"上海共识

新冠疫情防控中，健康科普为每位市民穿上一件无形防护服，"防疫三件套""防护五还要"成为健康生活的标配。继《人间世》《急诊室故事》之后，上海医学界再度创新，推出国内首档大型电视健康脱口秀，第一季全网曝光人次超过10亿，用轻松的口吻诠释医学知识，用犀利的语言抨击健康谣言，用生动的方式助力疫情防控，科学"吐槽"、认真"搞笑"，让健康理念和知识入耳、入脑、入心。

为进一步打造更高知识"含金量"、更有益于民众身心健康的脱口秀，发展海派科普，"一手拿手术刀，一手拿麦克风"，实现健康科普的终极使命，造福百姓健康，我们达成如下共识：

一、提高大众健康素养。健康脱口秀是用喜剧艺术的方式和生动幽默的语言，帮助市民更好掌握健康知识，增强健康意识。我们要用健康科普这味特殊的"药物"，抵御疾病的传播。

二、提升健康科普吸引力。健康脱口秀要着眼于细微、日常的医学问题，用鲜活生动的人物形象、喜闻乐见的科普语言，让健康知识与技能走进千家万户。

三、拉近医患之间距离。健康脱口秀用亲民的方式传递科普，使科学知识大众化、健康科普通俗化、专业面孔活泼化，改变百姓对医学的刻板印象，消除误解。看的是病，救的是心；开的是药，给的是情；让阿姨爷叔"弄清爽"，又要"好白相"。

四、不能违反科学性。科学性是健康科普的第一要义，健康脱口秀作为科普新形式应大力推广，但在内容的开发上，切忌为了突出表演效果而牺牲健康科普的专业性与严谨性。

五、不能违背医学伦理。尊重患者权益，保护患者隐私，杜绝错误知识和消极观念对大众造成的伤害。吐槽风格犀利，科学态度严谨，传播有利大众的健康生活方式，消灭对大众健康不利的谣言和误区。吐槽对事不对人，科普见仁又见智。

六、不能套用"三俗"哗众。在健康脱口秀创作中，可将医学科普知识转化成段子和"梗"，但绝不能庸俗、低俗、媚俗。不能为了吸睛、取悦观众而失去底线，要在增加趣味的同时引发思考。聊健康，通俗不粗俗；讲科普，有趣不恶趣。

七、做好专业和通俗的平衡。在健康脱口秀传播中，用专业的医学知识充实科普之"躯"，用智慧的语言技巧丰富科普之"灵"。摆脱古板教条，体现寓教于乐；健康传播，有灵魂、有内容。

八、做好犀利和温度的兼顾。 吐槽时，既要"给力"，又要注意方法；既让观众铭记于心，又不能太"扎心"。对健康误区犀利抨击，同时又注重人文关爱，体现医者治学的严谨和医者仁心的温暖。对于谣言，要像寒风一样犀利；对于受众，要像春风一样温暖。

九、做好"自我"和职业身份的统一。 要讲述自己的故事，展现个人的风格，更要遵循专业素养，内容要符合医务人员的职业身份。医者，不忘初心；健康，心之所系；脱口秀，力所能及。医者健康脱口秀，拾诊疗趣闻、破谬误谣言、传健康理念、解民众疑惑。

十、提升城市软实力。 健康脱口秀是"健康上海行动"的有力抓手，要用严肃的态度做专业的事。要完善人才培养和激励机制，建立培训、选拔、推广等系列制度，保障科普人才的成长，让"有腔调、有情怀、有温度"的脱口秀医者，成为上海这座健康之城的靓丽名片。

十一、加强跨界合作。 "硬核、跨界"是健康脱口秀的特征，要加强与笑果文化等专业脱口秀领域从业者的学习、交流、合作，打破圈层壁垒，强化健康共同体理念，实现"资源通融、内容兼融、宣传互融、利益共融"，探讨和研究娱乐式健康传播新路径，提升表演专业度，促进知识传播度，强化品牌认可度，形成可持续发展模式。

十二、加强传播推广。 既涵盖广播、电视、报刊等传统媒体宣传，又囊括社交网络、移动终端等新媒体流量。线上可以拍短视频、做直播，创立"健康脱口秀"公众号、视频号、官方网站；线下可以驻场与邀约并进，因时、因地、因人制宜，精准投送健康科普知识。破空间、时间、媒介，全方位、多维度、深耕细作"健康脱口秀"全媒体矩阵，推陈出新、上下齐发，跨界破圈脱口"秀"健康，辐射全球华人圈。

健康脱口秀致力于人类健康！我们号召更多的医务人员投身健康脱口秀，更多的民众关注健康脱口秀，倡导健康风尚，引领健康生活，辟除健康谣言，形成健康中国、健康上海的更大"公约数"！

健康脱口秀策划发起人
王彤、周荃
健康脱口秀选手

王驭恺、王阳赟、王剑虹、孔令璁、邓丹、朱珍妮、刘璟、闫恺潇、孙奕波、李洁、李志玲、邹鲁佳、汪正园、陈佳杰、陈轶洪、金金、周祺、柳怡章、姚乐、秦嘉若、倪佳颖、曹鹏、屠丽萍、舒秦蒙、戴恒玮